発作ゼロ・再発ゼロをめざす

「心房細動」治療

医学博士
桑原大志
KUWAHARA TAISHI

幻冬舎MC

はじめに

心臓は、私たちが生命を維持するのに欠かせない重要な臓器です。しかし他の臓器や運動器と同様、心臓も加齢とともに様々なトラブルを抱えやすくなります。超高齢社会の現代日本において、心臓の健康状態に不安を持つ人は急増しており、突然死や要介護のリスクが高まることは、社会的な損失にもつながります。

中でも、脈拍の乱れが生じる不整脈は、40～60歳前後から誰もが経験するといってよい症状です。一時的で心配のない不整脈もありますが、命に関わる脳梗塞や心不全の原因となりうる不整脈もあります。その一つが心拍の規則性が完全に失われてしまう「心房細動」です。国民的野球監督やサッカー日本代表監督、過去の内閣総理大臣が、心房細動が原因の脳梗塞で倒れたことは、記憶に新しいところだと思います。

心房細動は高齢になるほど起こりやすくなり、特に60歳以降は発症リスクが高まります。国内における心房細動の患者数は、推計170万人に上ります。治療法としては、従来は、心房細動の発症を予防したり、発作を停止させたり、血栓ができないようにする薬物療法が主でした。しかし、これらの治療は対症療法です。心房細動を根本的に治すものではありません。いつ起こるとも分からない発作や、脳梗塞の危険性に不安を感じている患者さんは少なくありません。

心房細動を根本的に治療し、発作の不安なく、日々の生活を健やかに快適に過ごす方法はないでしょうか。その解決策となりうるのが、カテーテルアブレーションです。開胸手術をすることなく、細いカテーテルを挿入して心房細動の原因となっている心房を焼灼《しょうしゃく》する治療法で、最近、かなり周知されてきました。しかし、開胸しないとはいえ、心臓に直接手を加えることに抵抗を感じる、苦痛があるのではないか、再発の心配は……など、この治療法の正しい知識が伝わっていないために、受けるのをためらってしまう患者さんが多いのも実情です。また、実施する医療機関により設備や機器、治療技術に差があり、どこで受けるのかを慎重に検討する必要があることも、心臓カテーテルアブレーションの敷居を高くしている一因といえるでしょう。

私は心臓カテーテルアブレーションが日本で実地医療として導入された当初から、この治療に携わり、研鑽を積み症例を重ねてまいりました。2016年7月末現在の治療実績は、3000件以上に上ります。

本書では、心房細動でお悩みの患者さんに、まず、この不整脈のことを正しく理解していただきます。そして、進歩したカテーテルアブレーションの治療技術、成績、合併症についてお伝えします。さらに、薬物療法やアブレーション以外の新しい治療方法、心房細動にならない、もしくは治療後に心房細動が再発しないための、生活上の注意点などを本書にまとめました。

心房細動を根本的に治したい人、一生薬物療法を続けていくことに不安を持っている人、あるいは心房細動と診断されてどんな治療を受けたらよいのか迷っている人など、心房細動で悩んでいるすべての人にとって、ご自身の命と生活を守るための道筋を、本書で見出していただければこれ以上の幸せはありません。

発作ゼロ・再発ゼロをめざす「心房細動」治療　目次

［第2章］　心房細動の薬物療法は症状の緩和と脳梗塞の予防が目的。一生継続しなければならない

[第3章] 発作の恐怖と決別する。完治をめざす「カテーテルアブレーション」とは

［第1章］

脳梗塞、認知症、心不全……。「心房細動」が重病の引き金になる

この章では、心房細動とはどういう不整脈なのか、原因、メカニズム、症状、予後（将来の状態）について解説します。

正常な心臓の働きと電気の流れ

心臓は筋肉が収縮と弛緩を繰り返し、血液を体全身に送り出す臓器です。正常の人ならば、その量は5～6ℓ／分です。

心臓は上下2つの部屋に分かれており、上の部屋を心房、下の部屋を心室と呼びます。また、心房と心室も左右2つに分かれており、それぞれを右心房、左心房、右心室、左心室と呼んでいます。体全身に血液を送り出すのは、左心室の役割です。

心臓の筋肉は、電気の刺激により興奮します。右心房の上のほうには、心拍動の命令を出す**洞結節**という組織があり（図表1）、安静時で、1分間に50～100回の電気刺激を規則正しく発生しています。この組織は、脳からの刺激がなくても、自ら一定のリズムで規則正しく興奮するようなシステムを備えています。環境が整えば、心臓だけが取り出されたとしても、この洞結節の刺激により心臓は拍動を続けます。

洞結節で発生した電気は、心房の中を広がり、**房室結節**（図表1）に到達します。心房の中では電気は秒速0・5mで流れていきますが、房室結節では、極端に遅くなり、秒速

０・05ｍまで低下します。ちなみに、この房室結節は、日本人の田原淳博士が、１００年以上前に世界で初めてその構造を発表したものです。

心房と心室の電気的な連結は、一般にはこの房室結節のみです。房室結節を通過した電気は、心室の**刺激伝導系**という特殊な心筋に到達します。ここでは、電気は秒速５ｍという高速で駆けぬけて、心室の各所に伝わり、心臓は全体として、調和しながら収縮していきます。これが正常な脈拍のときの、心臓の中の電気の流れです。

［図表1］正常な脈拍（洞調律）の時の電気の流れ

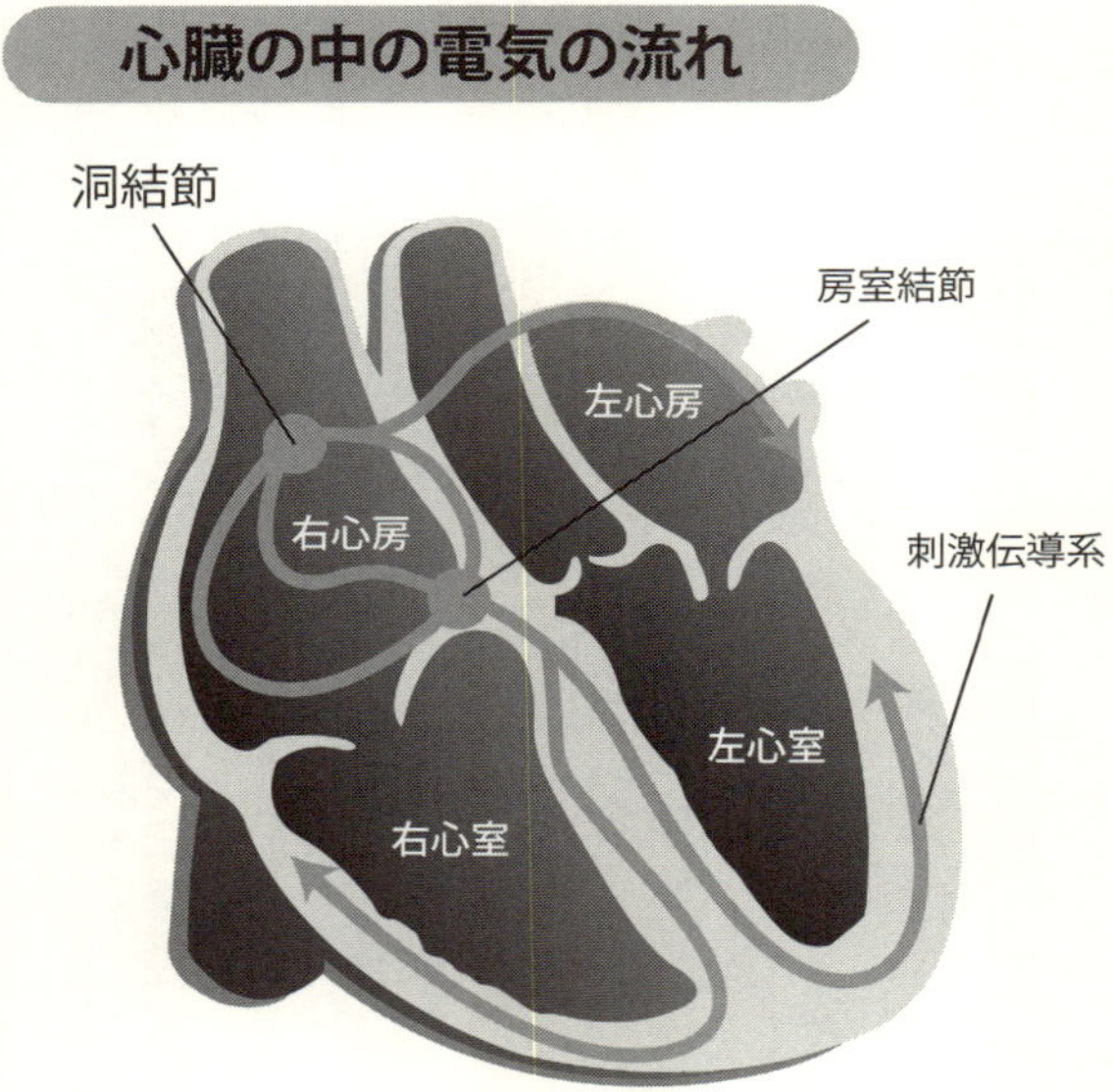

「元気で長生き」を阻む心房細動

心房細動とは、**脈拍が完全に不規則**になってしまう不整脈のことです。治療が必要な不整脈の中で最も多く、正常の脈拍（洞調律）と比較して、脳梗塞になるリスクが高くなります。

図表2上に洞調律の心電図モニターを、下に心房細動のものを示します。洞調律時の、心房の興奮を示す波をP波、心室の興奮を示す波をQRS波といい、この2つはセットとなって規則正しい間隔で出現しています。このQRS波が出現する際に、血液が全身に送り出されており、脈拍として感じます。

図表2下の心房細動のモニターでは、P波と呼ばれる部分が消失し、細かく揺れています。これを細動波といいます。そして、各QRS波の出現の規則性は失われ、脈拍も完全に不規則になってしまいます。

［図表2］ 心房の興奮（P 波） と心室の興奮（QRS 波）

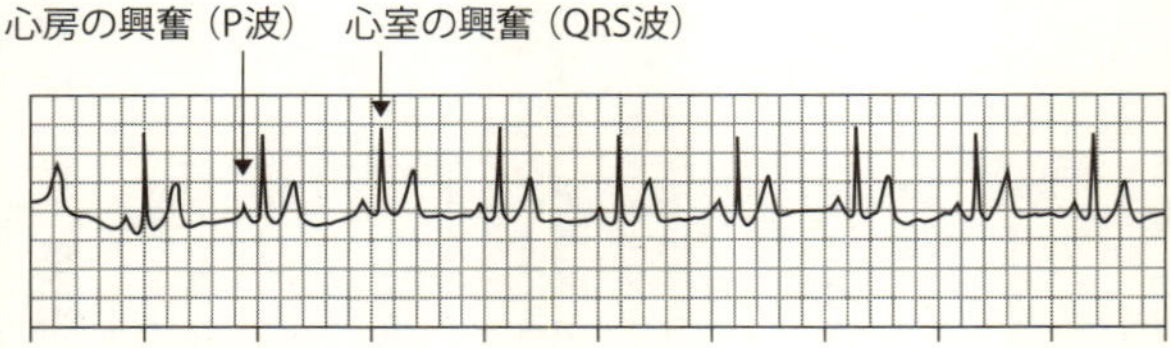

正常脈拍（洞調律）のモニター
心房の興奮（P波）と心室の興奮（QRS）がセットとなり、規則正しく現れています。

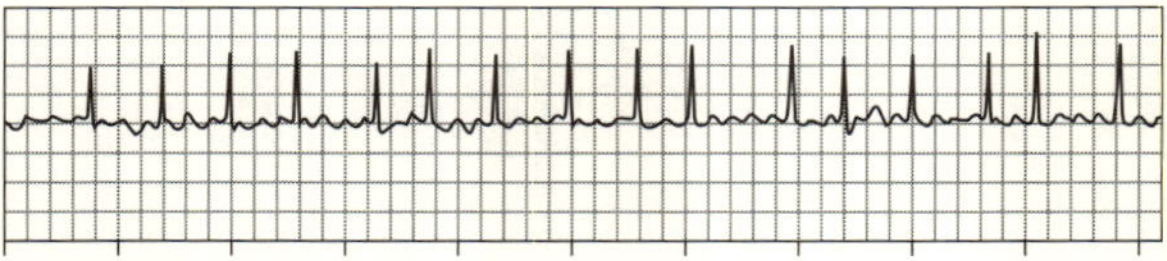

心房細動のモニター
心房の興奮（P波）は消失し、細かい揺れ（細動波）が認められます。QRS波は不規則に出現しています。

心房細動はいくつかに分類できる

心房細動は出現様式により、次のように分類されます。

1. 発作性心房細動　心房細動は発作的に出現し、その発作は1週間以内に自然に治まるもの
2. 持続性心房細動　出現した心房細動は自然に停止することなく、持続期間が1週間以上のもの
3. 慢性心房細動　心房細動は常に持続しており、その持続期間が1年以上のもの

心房細動はなぜ発症するのか

心房細動は、次のどちらか、もしくは両者が存在することによって発症、持続します。

心房細動起源

心房細動基質（図表3）

心房細動起源とは、**1分間に500～600回という高頻度**で興奮する、異常な心房筋です。これが他の心房を高頻度に興奮させることにより、心房細動を引き起こします。

心房細動基質とは、一旦始まった心房細動が停止せずに持続する心房の電気的特徴のことです。正常の心房筋は、洞結節の電気刺激をスムーズに、素早く、心房全体に伝えます。しかし、その心房筋に傷みが生じると、心房の中で電気刺激が、ゆっくり進んだり、回転したりするようになります。そうなると、一旦生じた心房細動は持続しやすくなります。そういう**ゆっくり進んだり、回転したりする性質**のことを**心房細動基質**といいます。

先に述べた分類では、発作性、持続性、慢性心房細動のすべてにおいて、心房細動起源と心房細動基質の両者とも存在しえます。しかし、発作性心房細動では心房細動起源が大きく関与し、持続性、慢性心房細動では、心房細動罹病期間が長くなるほど、心房細動基質の関与が大きくなります。

［図表3］ 心房細動基質

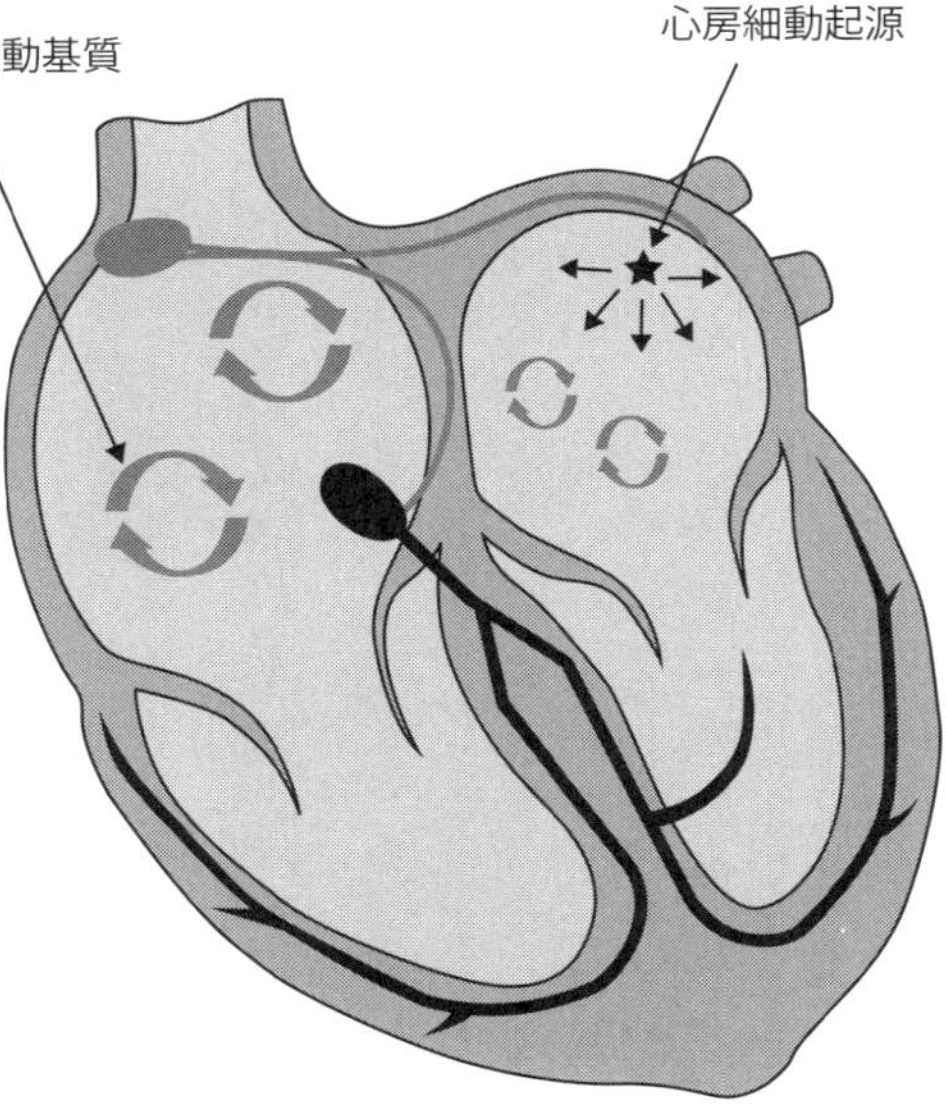

心房細動時の電気の流れ

心房細動中、**1分間に500~600回**も興奮する心房細動起源は、心房の中で点として存在します。一個の心筋細胞なのか、複数の心筋細胞が集まっているのかは不明ですが、数㎜以下の点として存在します。

この心房細動起源は、他の心房も高頻度に興奮させます。しかし、興奮させられるほうの心房は、心房細動起源と同じような頻度では興奮できず、200~300回/分程度の興奮頻度です。このように興奮頻度が少なく伝導することを、専門用語で減衰伝導といいます。

頻度が200~300回/分の心房興奮は、最終的には、房室結節に到達します。房室結節では、電気興奮の伝播《でんぱ》速度が極めて遅いので、かなりの心房興奮が打ち消され、結果的に心室に伝わる際は、**100~200回/分**の電気興奮まで落ちています。

つまり、500~600回/分の興奮も、心室に到達する際には、100~200回/分の興奮頻度に落ちているということです（図表4）。

［図表4］心房細動時の電気の流れ

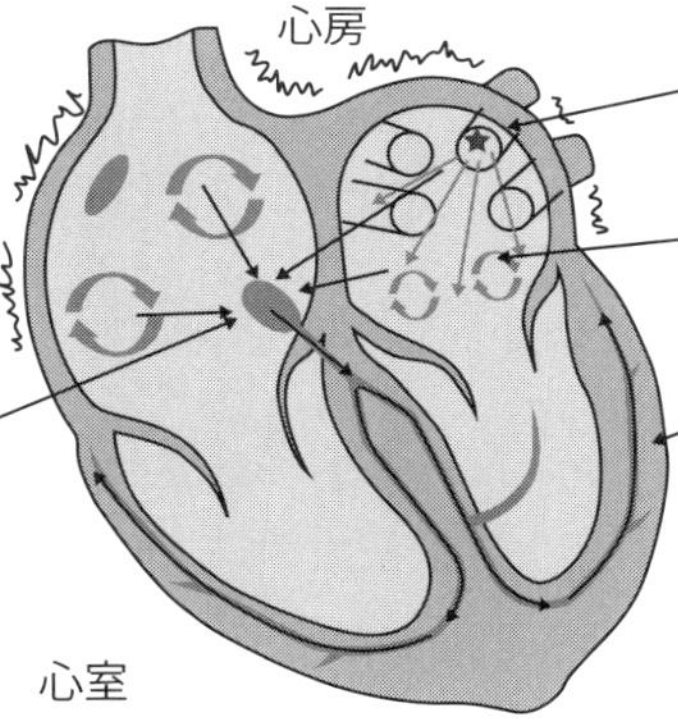

生物学的に考えて、心筋の固まりである心室が、心房細動起源と同じように500〜600回／分で興奮していたら、あっという間に心臓は疲弊し、動きを止めてしまうでしょう。心臓の中には、そうならないためのシステム（減衰伝導や房室結節での伝導速度の低下など）が備わっています。

神がそういうシステムを創ったのか、そういうシステムを持っている人類のみが生きながらえたのか。人体の神秘に畏敬の念を抱かざるをえません。

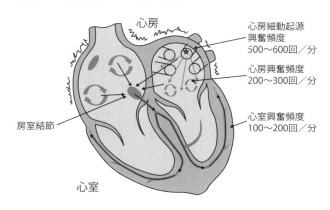

日本の心房細動患者人口は170万人

次頁のグラフ（図表5）は、2005年から2050年までの日本における心房細動患者数（予測）を表したものです。2003年に日本全国で実施された健康診断の結果より推定されたもので、解析対象者数が63万人と非常に多いので、かなり信頼性の高いものと思われます。このグラフから推定すると、2016年現在では、心房細動患者数はおよそ90万人です。ただし、この研究で拾い上げられた心房細動とは、健康診断の際に心電図が心房細動を示していたもののみで、そのほとんどは、持続性、慢性心房細動であり、発作性心房細動は含まれていません。

京都市伏見区の79の医療施設は、受診した発作性、持続性、慢性心房細動患者を可能な限りすべて登録し、心房細動患者の臨床背景や治療の実態調査、予後追跡を行う研究を実施しています。登録患者数は2011年3月~2012年6月の間で3183人であり、心房細動患者の内訳は、発作性が46%、持続性が7・3%、慢性が46・7%でした。この割合を先の研究に当てはめると、現在の日本における発作性心房細動患者数は80万人と推定され、心房細動患者をすべて合わせると**170万人**です。この数は高齢化社会の影響もあり、2030〜2040年までは増加し続けると予想されています。

［図表5］日本における心房細動患者数の経年変化

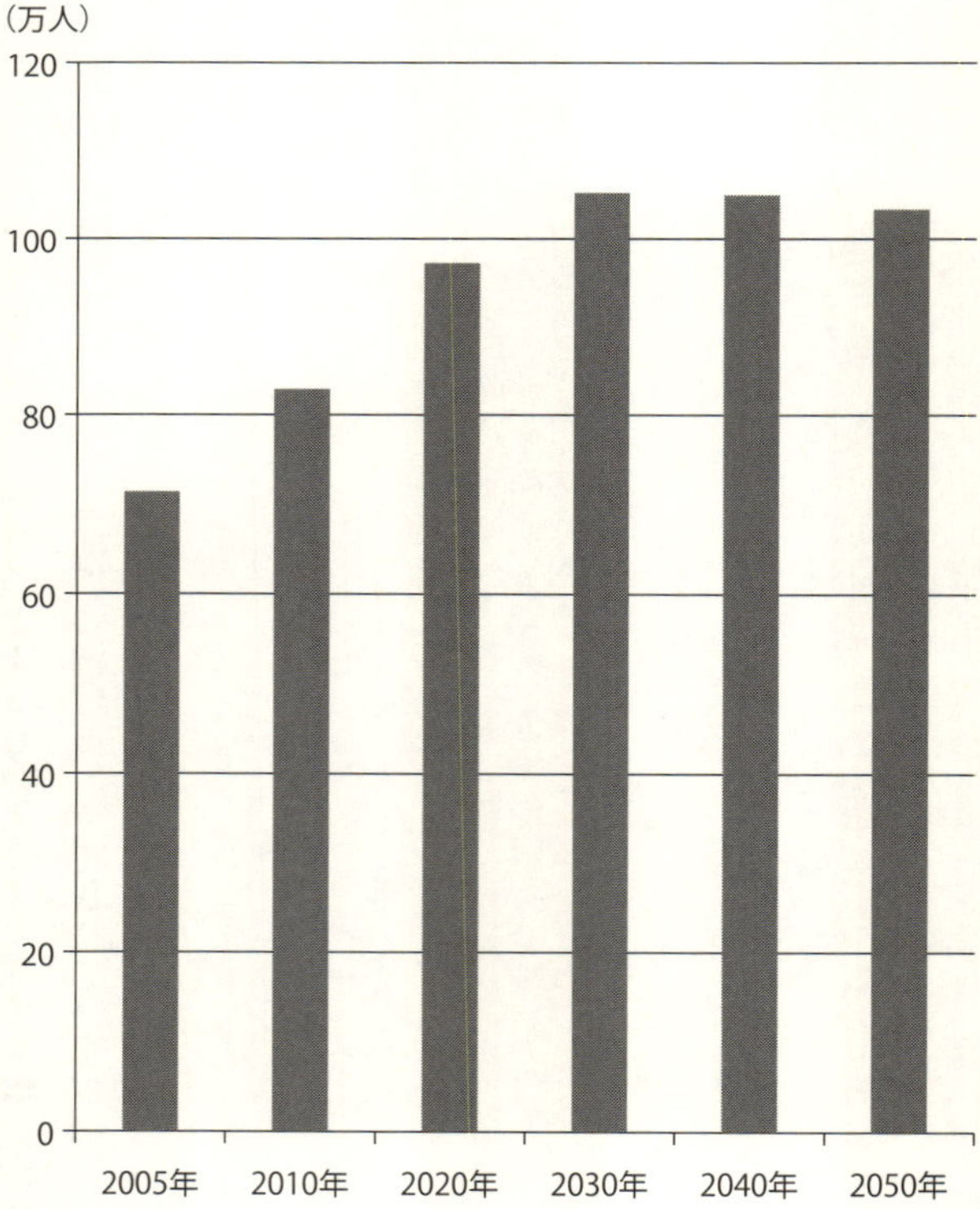

出典）Inoue et al. International Journal of Cardiology 2009:137;102–107

心房細動を引き起こす三大原因

心房細動の3大原因は、**「加齢」「高血圧、心臓病」「飲酒」**です。その他の原因として、甲状腺機能亢進症、睡眠時無呼吸症候群等があります。以下にそれぞれの心房細動との関係について説明します。

①加齢

自然なことですが、歳をとると、体のあちこちがくたびれてきます。心臓も同じです。成人では、心臓は、平均で1日10万回拍動しています。小児期には、さらに拍動の回数は多くなります。80歳の方では、生まれてから、心臓は少なくとも30億回拍動を続けてきたことになります。30億回という途方もない仕事量ですから疲弊するのも当然です。

ものは疲弊すると、傷みます。傷むということは、**姿を変える（変性）**ということです。変性すると、今までになかったような、異常な現象を引き起こすことがあります。この異常な現象の一つが、心房細動のメカニズムで述べた、**心房筋が高頻度興奮**することです。

つまり、加齢により、心房細動起源がつくられるのです。また、変性により、心房細動のメカニズムのところで述べた、**心房細動基質**もつくられてしまいます。

日本で行われた疫学調査では、50歳代、60歳代、70歳代、80歳代で、心房細動有病率は、おおよそ1%、2%、3%、4%と、年齢とともに増加していくことが分かっています。

②高血圧、心臓病

高血圧は心臓にストレスをかけ、心房細動の直接の原因となります。また、同時に狭心症、心筋梗塞の原因になりますので、それらの疾患を介して、心房細動の間接的な原因にもなります。高血圧はもともと有病者数が多いので、心房細動患者の実に6割は高血圧を有しています。心臓病の狭心症、心筋梗塞、僧帽弁狭窄症、僧帽弁閉鎖不全症、肥大型心筋症、先天性心疾患も心臓へ負担をかけて、心房細動を引き起こします。

③飲酒

大酒飲み（多量飲酒家）の実に60%は心房細動を発症します。アルコールを摂りすぎた週末やその後に、心房細動発作を起こすことが多いので、そのような心房細動発作は**ホリデーハート症候群**と呼ばれます。

実際、カテーテルアブレーションを受ける患者さんの話を聞いていると、約半数が飲酒家です。そのうちの半分は、現在もしくは若いころ多量飲酒家だったという人です。

ではどの程度飲むと「多量飲酒」に該当するのかというと、1回の飲酒でアルコールを3単位以上飲む人のことをいいます。アルコール1単位とは、**純アルコールで20g。これは、ビールならば中びん1本**（500mℓ）、**日本酒は1合**（180mℓ）、**焼酎0・6合**（110mℓ）、**ウイスキーはダブル1杯**（60mℓ）に相当します。その3倍以上のアルコールを飲む方が多量飲酒家です。

節度のある飲酒とは、アルコール1単位です。たとえ連日飲酒したとしても、この程度ならば、心房細動も含めて、アルコールによる健康被害はまぬがれます。

心房細動を引き起こすその他の原因

三大原因以外にも、様々な要因が発症の引き金になることがあります。代表的なものをいくつか紹介します。

④甲状腺機能亢進症

甲状腺とは頸部の前についている内分泌器官で、全身の細胞の活動を活発化させるホルモンを産生します。

この甲状腺で、必要以上にホルモンがつくられた状態が、「**甲状腺機能亢進症**」という病気です。この病気になると、甲状腺腫大（甲状腺が腫れる）、眼球突出、頻脈、発汗、振戦（手が震える）などの症状が現れます。

これらの症状の一つである頻脈の一つに、心房細動があります。我々医師は、心房細動患者を初めて診察した際には、原因精査の一つとして、甲状腺ホルモンの値を測定します。甲状腺機能亢進症にともなう心房細動であれば、まずは甲状腺機能亢進症の治療を行わないと心房細動は治らないからです。

しかしながら、実際には、甲状腺機能亢進症の治療を行い、甲状腺ホルモンが正常化しても、心房細動はそのまま残存し、慢性化することが多々あります。その場合、後述するカテーテルアブレーションが有効な治療手段となります。いままで、そのような患者さん20人以上に対してアブレーションを行ったことがありますが、治療成功率は90％以上です。

⑤睡眠時無呼吸症候群　―いびきと心房細動―

睡眠中にしばらく呼吸が止まり、それが解除されるときに大いびきをかく。この呼吸停止時間が長く続くと、熟睡感がなくなり、日中に集中力が欠け、眠たくてしようがなくなり、ひどい場合には意識が消失してしまいます。**「睡眠時無呼吸症候群」**という病気です。仰向けで寝ていると、苦しくなって目覚める方は、これに該当します。

原因は様々ありますが、多くは肥満のために、睡眠中、舌根が沈下し、気道を閉塞して呼吸が停止してしまいます。痩せている人でもなることはあり、特に飲酒後の就寝中に、睡眠時無呼吸を引き起こすことがあります。お酒によって必ずしも良眠が得られるわけではない理由の一つです。

実はこの無呼吸症候群の患者さんは**心房細動になりやすい**のです。無呼吸中の低酸素血症が、心臓に負担をかけ心房細動になるといわれています。治療としては、痩せることも効果がありますが、睡眠中に簡易型の人工呼吸器をとりつけるＣＰＡＰ（シーパップ）という治療が有効です。心房細動患者さんに重度の無呼吸症候群が認められたので、まずはＣＰＡＰ治療を試したら、心房細動が全く起きなくなったという人もいるくらいです。

⑥遺伝的要因

心房細動が一族内で多く発症する家系が、少数報告されています。しかし、極めて稀なことです。心房細動になりやすい心房筋を持つように生まれてくる遺伝子が関与しています。私自身はそのような一族に出会ったことはありません。

一般的に**心房細動そのものは遺伝しません**。しかし、一親等以内に心房細動患者がいると、その人が心房細動になる可能性は、そうでない人に比較して、**1・4倍高く**なります。その理由は、心房細動の原因となりうる、高血圧、糖尿病、肥満などが遺伝するからだと思われます。

これらの、高血圧、糖尿病、肥満は遺伝しますが、生活習慣により、発症を抑えることが可能です。つまりは、心房細動になるのは、家系だから仕方がないとは言えないということです。

カフェインは心房細動を引き起こすか

カフェインを取り過ぎると、動悸や心房細動を含めて不整脈を引き起こします。しかし、通常量の摂取量（100〜300㎎／日　ドリップ式コーヒーで1〜3杯／日）では、心房細動を引き起こすことはありません。

心房細動の三大症状

心房細動による三大症状は、**「動悸」「息切れ」「めまい」**（図表6）です。

心房細動になると、心拍の規則性が完全に失われてしまいます。そして、病初期には、心拍の速さは一般的に速くなります（図表7、2段目）。この不規則で速い心拍のために、動悸を自覚します。

ちなみに、心拍数とは、心臓が拍動する回数のことで、脈拍数とは、血管が拍動する回数のことです。洞調律の人は、この両者は一致します。しかし、心房細動患者さんの多く

［図表6］心房細動の三大症状

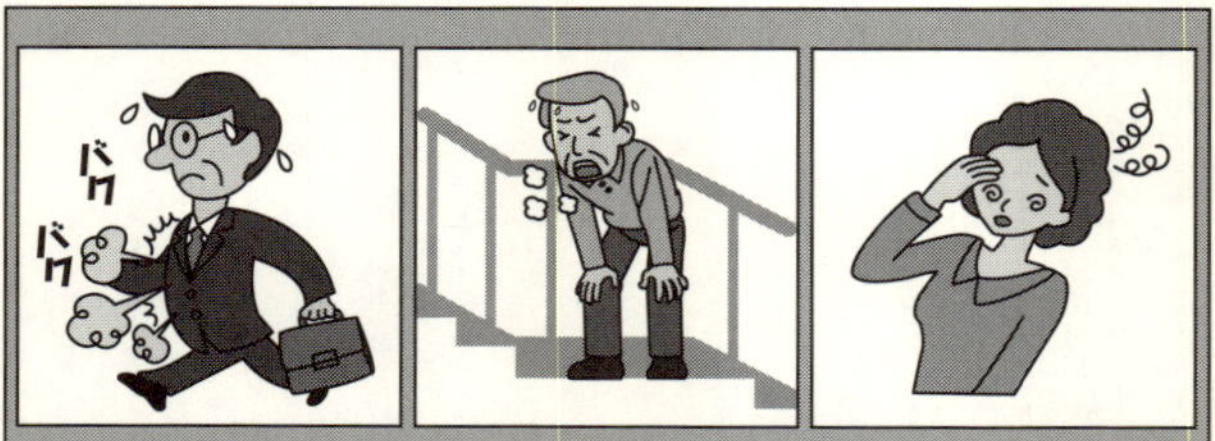

は一致せず、心拍数のほうが脈拍数より多くなります。心房細動で脈拍数が100拍／分の人は、心拍数はそれ以上の120〜150拍／分になっています。

また、心拍数が速くなると心臓は疲弊し、そのうち、収縮する機能が低下します。運動しても、体が必要とするだけの血液を送り出すことができません。そのために「息切れ」を自覚します。それまで何ともなかった坂道や階段が息苦しくて、一気には上れなくなります。

そして、心房細動患者さんは、**洞不全症候群**といって、脈拍が遅くなる病気も持ち合わせていることがあります。そういう人は、心房細動が停止した際に、洞結節が働き出すのが遅れ、5〜10秒程度、心拍動が停止します（図表7、下）。その間、血液は脳に運ばれないので「めまい」を自覚します。ひどい場合には失神します。

［図表7］洞調律、心房細動、洞不全症候群の心電図モニター

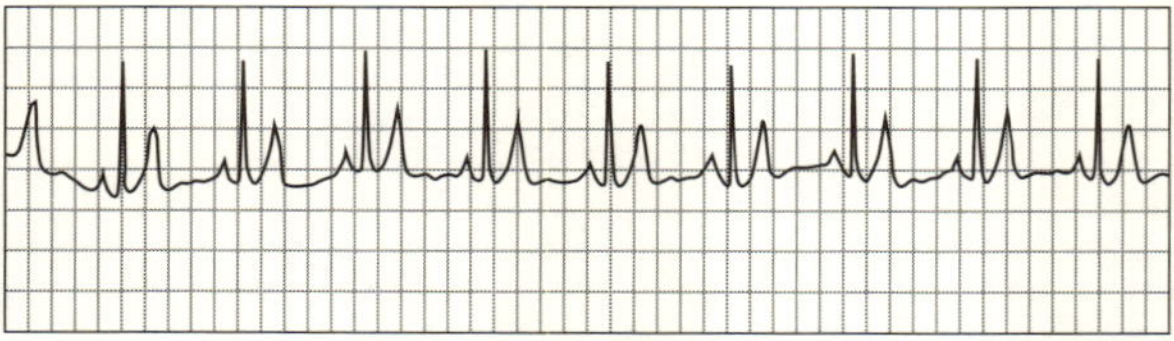

洞調律の心電図モニター　心拍数50回／分

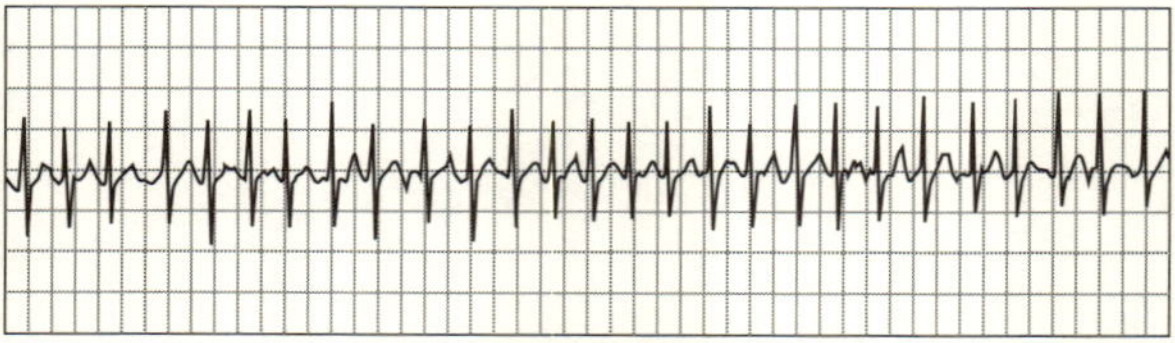

心房細動時の心電図モニター　心拍数　150〜200回／分

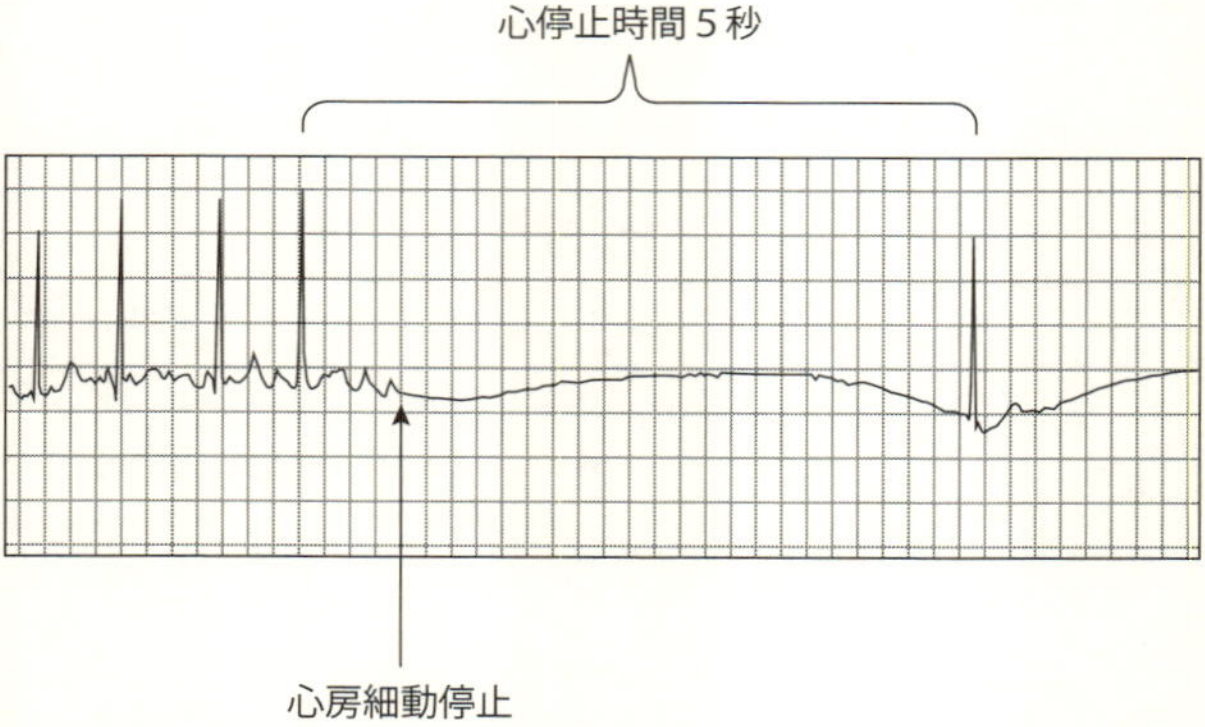

洞不全症候群の心電図モニター。心房細動が停止しても、洞結節が働かず、５秒間、心拍が停止しています。

洞不全症候群

洞不全症候群について、もう少し詳しく解説します。洞とは「正常の心臓の働きと電気の流れ」のところで述べた洞結節のことです。つまりは、正常の心拍動を始める司令塔です。その司令塔の働きが弱った状態が、洞不全症候群です。

心房細動が停止した際に、司令塔がすぐに働けば、何の問題も生じません。しかし、この洞結節が傷んでいると、心房細動が停止した際に、再び働き始めるタイミングが遅れてしまいます。この遅れが数秒以内ならば、症状を自覚することはありませんが、5~10秒ともなると（図表7、下）、脳に血液が運ばれない時間が長くなり、失神したり、倒れかけたりします。

心房細動は心拍が速くなる不整脈で、洞不全症候群は心拍が遅くなる病気です。心拍ということに関しては全く反対の特徴を有しています。しかし、この2つの不整脈の原因は同じです。それは、心房筋が傷んでいる（**変性**）ということです。

心房細動のメカニズムのところで説明した通り、心房細動発症の第一歩は、心筋が何らかのストレスにより**変性**することです。これにより、心房細動起源が発生したり、心房細動基質がつくられたりしますが、同時に洞結節も変性を来し、その機能が落ちてしまっていることが多いのです。

洞不全症候群を合併した心房細動患者さんは、抗不整脈薬を内服する際に、注意することがあります。抗不整脈薬とは、心房細動を起こさないようにする薬のことですが、同時に、洞結節の機能も落とすため、心房細動が停止した後の心停止時間をさらに延長させてしまいます。薬を内服する前は、心停止時間が1～2秒で、何ともなかった人が、薬を内服したことにより、もっと長くなり、失神することがあるのです。

担当医も、心房細動の裏に潜むこの洞不全症候群に気づかず、抗不整脈薬を投与してしまうことがあります。

抗不整脈薬を内服して、「めまい」の症状がさらに悪化するような方は、担当医に伝えてください。

無症候性心房細動　―自己検脈の重要性―

心房細動を患っても、日頃は無症状の人もいます。「**無症候性心房細動**」といいます。

［図表8］脈拍の取り方

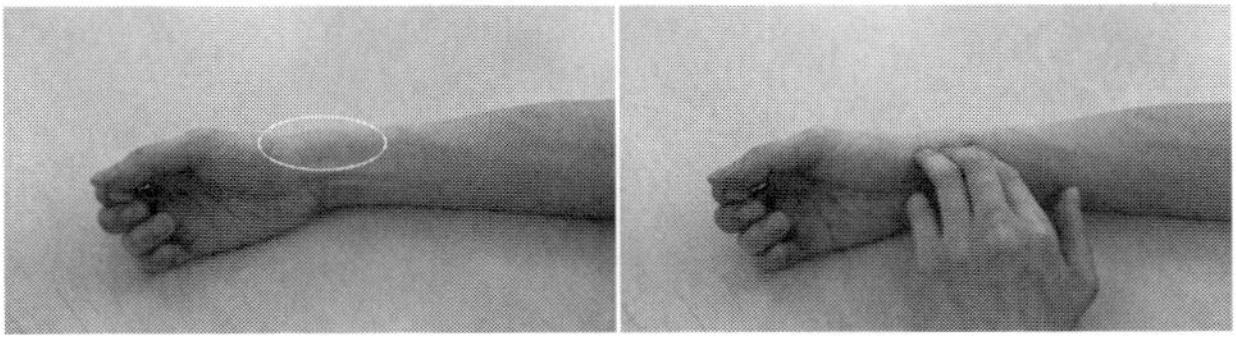

心房細動患者全体から見ると、40％の人はこれに該当します。

そういう方は、検診等の心電図検査で偶然、心房細動を指摘され、病院に紹介されてきます。「何か症状を自覚していますか？」と尋ねても、「何も症状はありません。特に何も困っていない」と言います。むしろ「どうしてここに来なければならないのだ？」と少々怪訝《けげん》そうです。

しかし、無症候性といっても、脳梗塞を発症するリスクがあるのは同じです。適応基準を満たせば、抗凝固薬を内服したほうが賢明です。

無症候性の心房細動に気づくためには、**「自己検脈」**が非常に重要です。自己検脈とは自分で脈拍をチェックすることです。手首の外側の橈骨動脈《とうこつどうみゃく》が、脈拍を触知しやすい部位です。反対側の指2～3本で触知すると拍動が分かりやすく（図表8）、心房細動になると、脈拍の規則性が完全に失われます。

予兆がある場合もある

心房細動は、それまで何ともなかった人に突然起こることもありますが、中には予兆となる不整脈が起こることもあります。それを「**心房性期外収縮**」といいます。

心房性期外収縮とは、予定された脈拍よりも早いタイミングで出現する不整脈です。「**脈がドキッと飛ぶ**」「**胸が踊る**」「**咳が出る**」などの症状を自覚します。心房性期外収縮と心房細動の発症のメカニズムは類似しています。変性などによって生じた異常な心筋細胞が興奮することにより発症します。心房細動では異常心筋細胞の高頻度興奮が一定時間持続しますが、心房性期外収縮では、単回もしくは数回程度続くだけで、動悸も一瞬もしくは数秒間自覚するだけです。

心房性期外収縮は、**数が多いほど、将来心房細動になる可能性が高くなります**。ホルター心電図検査を実施し、**一日の総計が700〜800拍以上**の人は、**15年後に心房細動になる可能性が90%以上**と報告されています。

心房性期外収縮自体は、脳梗塞や心不全のリスクにはならず、危険性の少ない不整脈です。血液サラサラの薬（抗凝固薬）は内服不要です。ただし、心房性期外収縮単独でも症状が強い場合は、薬物治療もしくはカテーテルアブレーション治療の適応となります。

心房細動の予後　―たどる経過と結末―

心房細動に罹患しても、全く症状を自覚しない人もいます。そういう患者さんは、心房細動でも何も支障を来さないと思われています。しかし、心房細動を放置すると、将来、様々な病気を引き起こす可能性が高くなります。次に、心房細動の予後、心房細動になった後にたどる経過と結末について解説します。

心房細動になると死亡リスクが2倍に

心房細動になると、**死亡のリスクが2倍**に上昇します。リスクが2倍に上昇するというのは、100人の洞調律の人が、ある一定期間に3人亡くなったとすると、100人の心房細動患者さんは、同じ期間に6人亡くなるということです。

これまで、多くの心房細動の疫学研究が実施されてきました。この「2倍」という数字はその結果をまとめたものです。ちなみに、ここでの死亡とは、合併疾患を含めたすべての原因による死亡のことです。

心房細動患者さんの多くは、合併疾患を持ち合わせています。うっ血性心不全、心筋梗塞、脳梗塞、高血圧、糖尿病などです。心房細動そのものではなく、それらの合併疾患が死亡率上昇の原因ではないのか？　それを検証するために、補正という統計学的手法が用いられています。

つまり、同じ疾患を持つ心房細動患者さんと洞調律（正常脈拍）の人の死亡率を比較するのです。その補正処理を、それぞれの疾患で行っても、やはり心房細動そのものが、死亡のリスクを上昇させます。

前述しましたが、心房細動に罹患していても、現在何の症状もなく、生活の質も落ちていない人がいます。しかしながら、長生きしたいならば、**心房細動は治しておくべきだと**いうことです。

心房細動が引き起こす重病①　脳梗塞

心房細動は死亡のリスクを2倍に上昇させると述べました。この数字は、心房細動患者さんをおどすために示したものではなく、しっかりと現実を受け止め、適切な対応をとる必要があることを認識していただきたいために示したものです。

心房細動が死亡のリスクを上げる最たる要因は**脳梗塞**です。脳梗塞が、直接、間接的に死亡の原因となります。

1800年代に、ドイツ人医師のウィルヒョーが、血栓ができる要因として、次の3つを挙げています。（1）**血流うっ滞**、（2）**血管内皮障害**（血管に傷がつくこと）、（3）**血液凝固能亢進状態**（先天的、後天的に血液が固まりやすい状態）です。

この3つの要因の1つ以上が存在していると、血栓ができやすいのです。要因の数が重なるごとに、血栓のできやすさは上昇していきます。

心房細動があるのに、抗凝固薬を内服していなくても、長期間、脳梗塞も起こさず平気な人がいます。それは、心房細動があっても、前記3つの要因のどれも、持ち合わせていないからです。そういう人は、経食道心エコーで観察すると、心房細動中でも、心房の中で血液の流速が落ちていません。

しかし、残念ながら、多くの心房細動患者さんで、最低でもどれか1つは存在していま す。特に（1）血流うっ滞です。実際は、ほとんどの患者さんで、経食道心エコー検査を実施すると、心房内の血流速度が落ちています。そういう人に、（2）血管内皮障害や（3）血液凝固能亢進状態が加わると、血栓はさらにできやすくなるのです。（2）の血管内皮障害とは、老化そのものにより生じますし、手術などの医療行為によっても起こることがあります。なお、喫煙でも血管内皮は障害されます。（3）の血液凝固能亢進状態は脱水等で生じます。

そのために、心房細動患者さんは、いくつかの基準を満たせば、脳梗塞を予防するために、血栓予防の抗凝固薬を内服しなければなりません。ガイドラインにそのいくつかの基準は記載されていますが、本をただせば、その基準はこのウィルヒョーの3要因にたどり着きます。

余談ですが、ドイツ人医師のウィルヒョーは、150年以上も前に、この3要因を指摘しました。精密機械のない時代に、よくぞここまでつきとめたものだと感心します。この

3要因は、ウィルヒョーの古典的3徴として、現代の医学でも、学び継がれています。

心房細動による脳梗塞の重症度

心房細動による脳梗塞は重症化します。脳梗塞とは、脳を栄養する血管が閉塞し、脳が壊死におちいる病気です。その壊死の範囲により、重症度が異なります。

血管の詰まり方で、脳梗塞はラクナ脳梗塞、アテローム血栓性脳梗塞、心原性脳梗塞の3つのタイプに分けられます（図表9）。

ラクナ脳梗塞は、穿通枝という細い動脈が硬くなり閉塞して脳梗塞を引き起こします。ちなみに、ラクナというのはフランス語で湖という意味です。頭部のMRIを見ると、ラクナ脳梗塞の部分は、小さい湖のような形をしています。アテローム血栓性脳梗塞とは、脳の比較的太い動脈のアテローム（動脈硬化）部位に、血栓ができて発症します。心原性脳梗塞とは、心臓に由来する血栓が脳動脈を閉塞し、発症します。

一般的には、重症度は、心原性脳梗塞＞アテローム血栓性脳梗塞＞ラクナ脳梗塞で、脳梗塞そのものによる死亡率はそれぞれ、12％、6％、0～1％です。

［図表9］脳梗塞の3つのタイプと死亡率

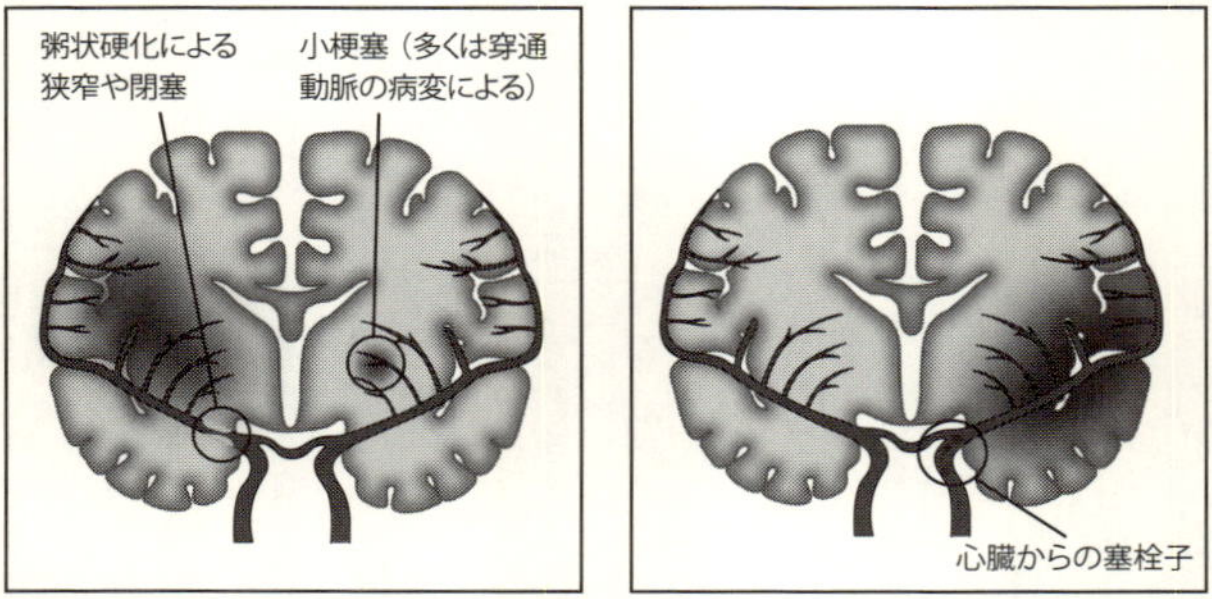

アテローム血栓性脳梗塞、ラクナ脳梗塞
死亡率6%　　0～1%

心原性脳梗塞
死亡率12%

心房細動によって引き起こされる脳梗塞は、この最重症の心原性脳梗塞（図表10）です。重症度は、血管の詰まる部位に依存し、血管の詰まる部位は、血栓の大きさと血管の太さに依存します。心房細動があって、なおかつ動脈硬化も著しく、元の血管が細い人は、より近位部の血管が閉塞し、重症化します。

ラクナ脳梗塞は、ほとんど無症状のまま経過し、症状はあっても軽微です。アテローム血栓性脳梗塞は、脳梗塞の予兆がある場合があります。「手に力が入らない」「言葉がしゃべりにくい」などの症状を自覚し始めて、しばらくして、発症します。しかし、**心原性脳梗塞には、全く予兆がありません。**突然、発

[図表 10] 心房細動による心原性脳梗塞

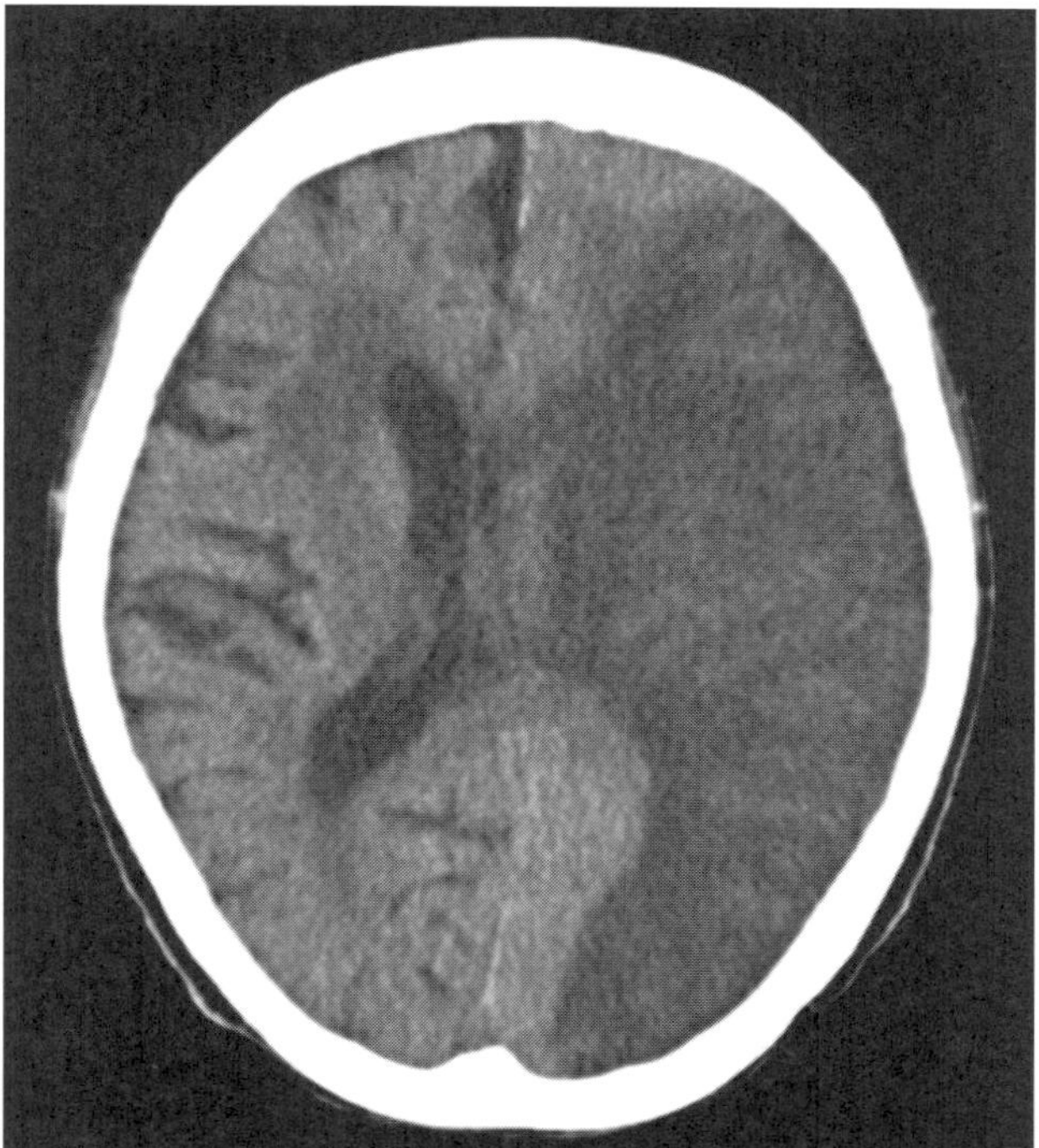

75 歳、女性の頭部 CT。心房細動でワルファリンを内服中でしたが、内服を数週間忘れた後に、脳梗塞を発症しました。画面右(左脳に相当)の黒い部分が、脳梗塞を起こした部位です。

症します。心房でつくられた血栓が飛来し、突然血管を詰めてしまうからです。

心房細動が引き起こす重病② 認知症

多くの研究者が、**心房細動と認知症の関連**を示唆する論文を発表しています。はっきりとした脳梗塞の既往のない人にでも、MRI検査をすると脳梗塞が見つかる場合があります（図表11）。これを**無症候性脳梗塞**といいます。心房細動患者さんは、洞調律の人と比較して、この無症候性脳梗塞の頻度が2～3倍高いことが分かっています。

心房細動と認知症の関係のメカニズムは不明です。しかし、心房細動は血栓を生じやすいことや無症候性脳梗塞が多いことを考慮すると、長期間、微少血栓が少しずつ脳に飛び、小さい梗塞ができて、徐々に脳機能が低下している可能性が高いと思われます。

[図表 11] 心房細動患者に発症した認知症

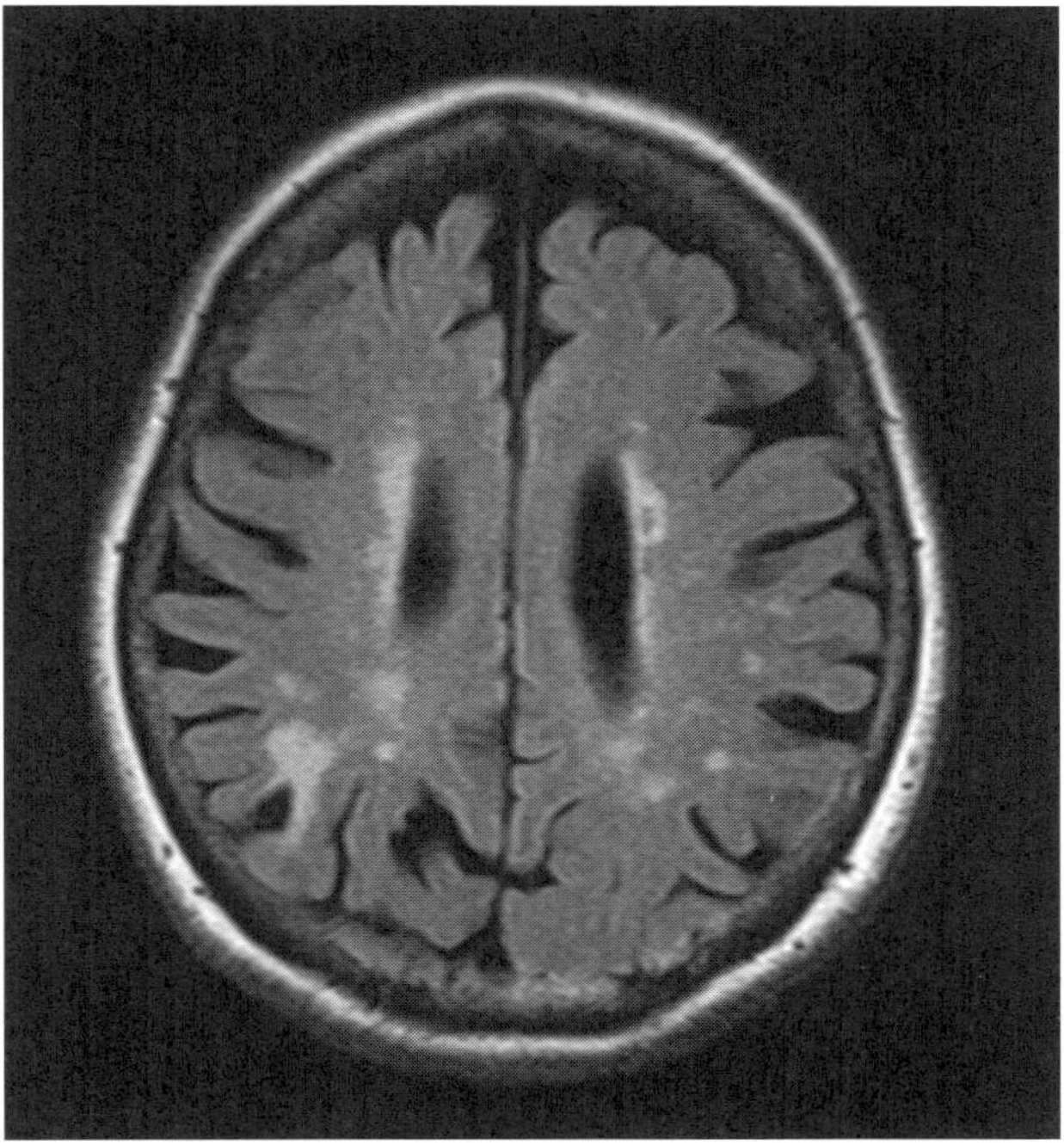

70 歳、女性、心房細動で通院中、ご主人から「最近、妻の言動がちぐはぐでおかしい」という訴えがあり、頭部 MRI を撮影しました。神経内科にコンサルトしたところ、認知症と診断されました。

心房細動が引き起こす重病③　心不全

心房細動になると、**心不全の発症率が高まります**（図表12）。心不全とは、心臓の機能が低下し、体が必要とするだけの血液を送り出せず、息切れなどを自覚する状態のことです。疾患名というよりは、そういう状態のことを指します。すべての心疾患で、病状が悪化すると、心不全になる可能性があります。

心房細動患者が心不全を発症するメカニズムはいくつかあります。心房細動による速い心拍（頻拍）が続くと、心臓は疲弊し、心臓の機能が徐々に低下し、心臓は拡大し、心不全を発症します。これは心房細動が原因で発症するタイプの心不全です。また、心臓全体にストレス（高血圧等）がかかり、最初に心房細動が出現し、そのうち心不全を発症する患者さんもいます。これは、心房細動と心不全の原因が同じタイプの心不全です。

また逆に、心不全は心房細動の原因にもなります。多くの心不全では、心室のポンプ機能が低下しています。それが心房にも波及し、心房細動を発症します。

いずれにしても、心房細動に心不全を合併すると、死亡率は急激に上昇します。この両者を合併した場合は、それぞれ単独の治療よりも厳重な管理が必要となります。

［図表 12］心房細動による心不全

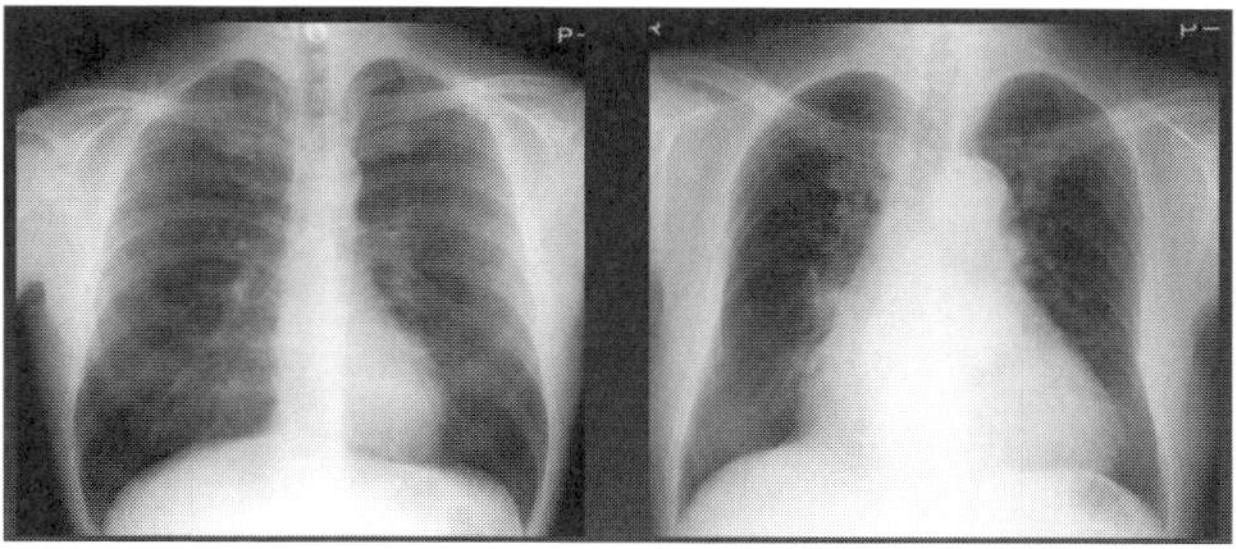

左：洞調律の人の胸部レントゲン写真。真ん中の白い部分が心臓です。

右：慢性心房細動患者の胸部レントゲン写真、心臓が左右に拡大し、慢性心不全の状態で、入退院を繰り返しています。

心房細動が引き起こす重病④　心筋梗塞

心房細動は**心筋梗塞の発症率を1・5～2倍に上昇**させます。しかし、心筋梗塞の患者さんで、心房細動が原因だった人は、私が以前勤務していた救急病院でも、1年に1人いるかいないかぐらいです。つまりは、心筋梗塞患者全体から見たら、その原因として心房細動を有している人は、少ないということです。

ただし、心房細動を持っている患者さんが急激に激しい胸痛を自覚した場合は、心房内にできた血栓が心臓を栄養する冠動脈を閉塞したことも、考慮の一つに挙げなければなりません。

［第2章］

心房細動の薬物療法は症状の緩和と脳梗塞の予防が目的。一生継続しなければならない

心房細動が発症したら、何らかの治療が必要です。その治療には、対症療法の薬物療法と、根治療法の非薬物療法（カテーテルアブレーション、外科手術）があります。この章では、薬物療法について、詳しく説明します。

心房細動治療のゴール

心房細動の病態を考慮すると、その治療のゴールは3つです。それは、(1)**症状の緩和**、(2)**脳梗塞の予防**、(3)**心機能悪化の予防**です。そのゴールに到達するために、薬物療法と非薬物療法(カテーテルアブレーション、外科手術)があります。

薬物療法としては、さらに次の3つの方法があります。

1. 抗凝固療法(脳梗塞の予防)
2. リズムコントロール(症状の緩和)
3. レートコントロール(症状緩和、心機能悪化の予防)

以下に、それぞれについて説明します。

1. 抗凝固療法(脳梗塞の予防)

抗凝固療法で使用される薬剤は、ワルファリンとDOAC(Direct oral anticoagulant)です。この節では、それらについて説明します。

抗凝固療法の適応

前章でお話しした通り、心房細動になると心臓内の血流が滞り、血液の塊である血栓ができやすくなります。これが脳動脈に詰まると心原性脳梗塞を発症します。他のタイプの脳梗塞に比較し、重篤になることが多く、壊死する脳の範囲によっては強い麻痺が残り、場合によっては亡くなります。

そのため、心房細動と診断されたらまず、血液の凝固を防ぐ抗凝固薬の投与が検討されます。検討にあたっては、脳梗塞のリスクをはかる「ＣＨＡＤＳ2（チャズツー）スコア」という指針が用いられます（図表13）。

高血圧や糖尿病の有無など、脳梗塞の発症リスクに関わる項目が点数化されており、該当する項目の点数を加算してスコアを求めます。スコアが大きくなるほど、脳梗塞発症リスクは高くなります（図表14）。そして**スコアが1点以上**であれば、**抗凝固薬投与を考慮**することになります。

ただし、使われる薬剤は、スコア1と、スコア2以上で違いがあります。スコア1には

［図表 13］CHADS2（チャズツー）スコア

Congestive heart failure	心不全	1点
Hypertension	高血圧	1点
Age ≧ 75y	75歳以上	1点
Diabetes Mellitus	糖尿病	1点
Stroke/TIA	脳卒中／一過性虚血発作の既往	2点

［図表 14］CHADS2 スコアと脳梗塞発症リスク

CHADS2スコアによる脳卒中リスクの評価		
CHADS2スコア	脳卒中リスク	脳卒中発症
0点	低	1.9%/年
1点	低～中	2.8%/年
2点	中	4.0%/年
3点	高	5.9%/年
4点	非常に高	8.5%/年
5点	非常に高	12.5%/年
6点	非常に高	18.2%/年

ＤＯＡＣ（Direct oral anticoagulant）を、スコア2以上にはワルファリンかＤＯＡＣを使用します。

ワルファリン

ワルファリンは、50年以上の歴史のある、抗凝固薬の代表薬です。スイートクローバーから精製されたものです。この野草を家畜に食べさせたところ、出血が止まらなくなり、その原因を研究している際に、抗凝血作用を有するジクマロールという物質が判明し、ワルファリンはそれをもとに合成されました。

ビタミンKの働きに拮抗して抗凝固作用を発揮するため、ワルファリンの効果を維持するためには、ビタミンKを多く含む食物を制限する必要があります。納豆、緑黄色野菜（ほうれん草、ブロッコリー）、緑茶などです。

薬剤の効果が安定しないため、定期的に採血をして抗凝固状態を確認し、薬剤の内服量を調整する必要があります。

強い抗凝固作用を有しており、1年間で100人に1人は、頭蓋内出血や消化管出血などの生命に関わる副作用を起こします。そのため、脳梗塞リスクが低いCHADS2**スコア1**のケースには、ワルファリンの脳梗塞予防効果よりも、副作用のほうが勝るとされ、ワルファリンの投与は**適応外**になっています。

DOAC

抗凝固薬は、50年以上、ワルファリンの独壇場でしたが、5～6年前からそれに取って代わる勢いの薬剤DOACが登場し始めました。現在、4剤のDOACが販売されています。ワルファリンは、ビタミンK拮抗作用を介して、いくつかの血液凝固因子を阻害しますが、DOACは1つの凝固因子を阻害します。なお、ワルファリンとの違いを図表15に記載しました。

また、DOACにおける、心房細動患者の脳梗塞予防効果はワルファリンとほぼ同等ですが、出血性の合併症がワルファリンよりも少ないのです。そのため、それまで適応がなかった、**CHADS2スコア1の患者**さんでも、脳梗塞予防効果が副作用に勝るとされ、**投与を考慮**することになりました。

問題は薬価で、ワルファリンの約19倍もします。また、薬の種類によっては、腎機能が悪化した人には投与できません。

［図表 15］ワルファリンと DOAC の違い

	ワルファリン	DOAC
効果発現の速さ	遅い	速い
効果持続時間	長い	短い
内服回数	1日1回	1日1～2回
内服量	1～5錠（毎回調節）	1回1錠
食事制限	納豆、青汁、ほうれん草、ブロッコリー	無し
飲み合わせに注意を要する薬剤	多い	少ない
採血	毎月	数カ月に1回
中和薬	有り	開発中
薬価（1カ月）	3割負担　260円（ワルファリン3錠内服の場合）	3割負担　4,910円

4つのDOAC　それぞれの特徴

DOACは、現在日本で承認されているものが4剤あり、それぞれ特徴があります。患者さんの状態や服薬コンプライアンス（薬がしっかり内服できるかどうか）を見て薬を選択します。

・ダビガトラン（商品名：プラザキサ）

1日2回服用のカプセル剤。DOACの中で最も古く研究論文も多い。トロンビンと呼ばれる血液凝固因子の働きを阻害し、血栓ができにくくする。腎臓で代謝されるので腎機能が悪い人には適さない。現状、新規で処方することは少ない。

・アピキサバン（商品名：エリキュース）

1日2回服用の錠剤。腎機能が悪くても服用できる。Xa因子と呼ばれる血液凝固因子の働きを阻害し、血栓をつくりにくくする。

・リバーロキサバン（商品名：イグザレルト）

1日1回の服用。錠剤のほか細粒もある。腎機能が悪いと使いづらい。Xa因子と呼ばれる血液凝固因子の働きを阻害し、血栓ができにくくする。

・エドキサバン（商品名：リクシアナ）

1日1回。腎機能が悪くても服薬できる。Xa因子と呼ばれる血液凝固因子の働きを阻害し、血栓をつくりにくくする。日本製。

日本製、一日一回の内服、腎機能低下患者でも投与可能という理由から、最近では、エドキサバンの処方数が増加している。

アスピリン

血液をサラサラにする薬としては、アスピリンもよく知られています。ワルファリンと同じくらい長い歴史があり、脳梗塞、心筋梗塞の一次予防、二次予防に有効な薬です。抗凝固薬ではなく、抗血小板薬といわれています。

以前は、心房細動患者の脳梗塞予防目的でアスピリンがよく処方されていました。しかし、"Japan Atrial Fibrillation Stroke Trial（JAST研究）が施行され、日本人ではその予防効果がないことが判明し、現在ではアスピリンは推奨されていません。

JAST研究では、日本人約900人の心房細動患者さんを2群に分けて、1つの群にアスピリンを投与し、他の群は無治療としました。その中間解析で、アスピリンを投与された患者のほうが、脳梗塞の発症率が高く、なおかつ、出血性合併症の発症率も高いことが判明したのです。この研究は、続行不能となり、途中で中止されました。日本循環器学会が作成している医師向けの治療ガイドラインでも、**アスピリンには心房細動による血栓予防効果はない**、と明記されています。

それにもかかわらず、今でも心房細動の患者さんにアスピリンが処方されていることがあります。理由としては、以前は、脳梗塞予防目的でよく処方されていたということや、海外のガイドラインでは、今でも、心房細動患者の脳梗塞予防薬の一つとして、アスピリンが記載されているということなどが挙げられます。

抜歯の前に、抗凝固薬は中止すべきか

抜歯であれば、術前に抗凝固薬を中止すべきではありません。抗凝固薬は、血液をサラサラにしますが、同時に出血もしやすくなります。しかし、抜歯程度の出血のリスクが少ない医療行為であれば、抗凝固薬を内服したまま手術をしても、十分止血は可能です。

たくさんの論文をまとめたメタ解析論文によると、抗凝固薬を内服しながら抜歯を行った774人中、98％で重大な出血は認められませんでした。12人（2％）の患者さんでは、出血のために、局所止血以上の処置が必要だったようです。しかし、その12人中5人は、抗凝固薬が治療域を超えて、効きすぎていたのが、止血困難の理由でした。

反対に、抗凝固薬を中止した493例のうち、5例（1％）で血栓塞栓症が発症し、うち4例（80％）は死亡しました。

以上により、抜歯前の抗凝固薬の中止は、頻度は少ないものの、死に至るような血栓塞栓症を発症するリスクがあります。抜歯を安全に行うために、たとえ1％でも死亡するリスクをとるのは、まっとうな判断ではありません。そのため、**抗凝固薬は継続したまま抜歯治療は行う**ように、日本循環器学会と歯科医師向けのガイドラインに記載されています。

2. リズムコントロール（症状の緩和）

リズムコントロールとは、心房細動そのものが起きないように、または、起きてもすぐに治るようにする治療方法です。これは抗不整脈薬と呼ばれる薬が使われます。

この治療は一般的に、心房細動による動悸症状を自覚する患者さんに対して行われるものです。

心筋が興奮する際には、**ナトリウムイオン**、**カルシウムイオン**、**カリウムイオン**という3つのイオンが、細胞膜に開いている穴（チャンネル）を移動しています。これらのイオンの出し入れがないと心筋は興奮できないのです。

抗不整脈薬とは、これらの3つのイオンのどれかが、もしくは複数が、**チャンネルを通りにくく**することで、心筋の興奮を抑制します。

不整脈が起きるときは、心房細動起源が興奮したり、電気が心房の中をグルグルと旋回したりしています。このとき、心筋は次から次へと興奮しながら、電気刺激を伝えています。

抗不整脈薬は、この興奮を抑えることで、心房細動起源の発症や、電気刺激の旋回が起こらないようにしているのです。

心筋の興奮を抑制するので、一般的に抗不整脈薬は**心臓の収縮力を弱めます**。また、**洞結節の機能も低下**させてしまい、前述した洞不全症候群を引き起こすことがあります。

すべての薬剤に副作用はつきものですが、抗不整脈薬は**催不整脈作用**といって、別のさらに危険な不整脈（心室頻拍、心室細動）を引き起こすという、他の薬には認められない皮肉な副作用が起こりえる薬剤です。重篤な場合は、死に至るような副作用が認められるため、抗不整脈薬は**自覚症状の強い発作性心房細動患者**さんか、**比較的持続期間の短い持続性心房細動患者**さんに投与されるのが一般的です。

持続期間の長い持続性心房細動や、1年以上、心房細動が継続しているような慢性心房細動になってしまうと、電気ショックでも追加しない限り抗不整脈薬だけで心房細動が停止することはまずありません。

他院からカテーテルアブレーション目的で紹介された慢性心房患者さんの中には、長期間、抗不整脈薬が投与されたままの患者さんがときおりいらっしゃいますが、これは間違った投与方法です。抗不整脈薬はあくまで、洞調律を維持、もしくは不整脈発作を停止させることを目的としているので、それができないのならば、投与を中止しなければなりません。担当医師がおそらく、「不整脈だから抗不整脈薬を投与すべき」と間違った認識をしているためと思われます。

アミオダロン

抗不整脈薬のうち、内服する際に注意を要するもの、特別な使い方があるものをピックアップして説明します。

まず、アミオダロンという薬についてです。トリプタノールという薬は、憂うつな気分をやわらげ、意欲を高める向精神薬ですが、子供の夜尿症にも効果があり、また神経障害性疼痛にも有効です。このように複数の薬理学的効果を持つ薬剤や、複数の受容体をブロックする薬剤をDirty drugと呼んでいます。実は、アミオダロンもそのDirty drugの一つです。心臓が興奮する際に必要な、3つのイオンチャンネルをブロックするほか、自律神経に関与するα、β受容体もブロックします。心房細動患者の洞調律を維持するという意味においては**最強の薬剤**です。

持続性の心房細動の中でも病歴が長く、他の薬ではあまり効果が得られない場合によく処方されます。また、抗不整脈薬の多くは、心機能を抑制する作用をともなっていますが、アミオダロンはそれが少ないため、心機能が弱っている人にも使用可能です。

しかし、作用が強い分、副作用も重篤になりやすいため、慎重な投与が求められます。最も注意すべきは**間質性肺炎**で、数％に起こるとされます。肺は肺胞と呼ばれる小さな袋状の組織の集まりで、ふくらんだりしぼんだりしながら酸素と二酸化炭素を交換（ガス交換）しています。間質とはこの肺胞と肺胞との間を隔て、肺を支える役割を持つ組織です。間質性肺炎はこの部分に炎症が起こり、硬くなってしまうために、肺胞が伸縮しにくくなり、ガス交換効率が低下してしまう病気です。早期に診断されれば、もとの状態まで治り後遺症を残すことはありませんが、発見が遅れた場合には**死亡率は10％**に達します。

また、アミオダロンは**甲状腺機能異常症**を起こしやすいこともわかっています。甲状腺機能低下も亢進症もどちらも起こしえます。

これらの副作用のため、処方にあたっては事前に肺や甲状腺の検査を行います。それらの機能低下がみられる場合や、すでに間質性肺炎になっている場合は適応外となります。内服し始めてからも、肺や甲状腺の状態を定期的にチェックする必要があります。肺のレントゲン検査は被曝の問題もあり、そう頻繁には行えませんが、半年~年1回は行うほうが良いとされていますし、診察時の聴診でも、特徴的な音がするので、間質性肺炎の疑いがあるかどうかは分かります。

他に、**光線過敏症**もよく認められる副作用で、日光に当たった皮膚が紫色に変色します。投与を中止しても、青黒く変色した皮膚は完全には回復しません。

処方した医師がこういった副作用に注意を払うのは当然ですが、患者さんも毒性が強い薬剤を内服する際には、薬剤の副作用について認識すべきです。仮に副作用が出現しても、早期発見につながり、重篤な状態になるのを防ぐことができます。

抗不整脈薬のとんぷく療法

心房細動の発作頻度は人により大きく差があります。多い人ではほぼ毎日のように発作が起こりますが、少ない人では1年に1回程度です。この、年1回程度の発作のために、それを予防する薬剤を毎日内服するのは効率的ではありません。また、先ほど述べたように、抗不整脈薬には副作用があります。毎日内服することで、副作用出現の可能性は高くなります。

そこで、こうした発作の頻度が低く、発作の時間も比較的短い人に対しては、継続的な薬の内服ではなく、抗不整脈薬をとんぷくとして用いることがあります。つまり、発作が起こったときだけ、それを抑えるために薬を飲むという方法です。ちなみに英語では「pill in the pocket」といいます。直訳すると「丸薬をポケットに」となります。

とんぷくにはおもに、図表16に挙げた抗不整脈薬を使います。ただしいずれも、継続的な服用の場合より、1回に内服する量が多くなります。発作が起こったとき、それを止めるためには、血中の薬の濃度を一気に有効濃度（心房細動を止める効果を発揮する濃度）まで上げなければなりません。そのためには、通常の2～3倍の量を一度に内服する必要があるのです。この方法を用いれば、これらの薬を点滴されたのとほぼ同じ程度に、薬物血中濃度が上昇します。

ところが、医師もしくは患者さんが、通常の2～3倍の薬剤量に漠然と不安を感じ、通

［図表 16］ **心房細動発作の際に使用するとんぷく薬とその内服量**

薬品名 一般名 （商品名）	ピルジカイニド（サンリズム）	フレカイニド（タンボコール）	プロパフェノン（プロノン）	シベンゾリン（シベノール）
1回 とんぷく 内服量	100mg	100mg	150mg	100mg
最高血中 濃度到達 時間	1～2時間	2～3時間	1．8時間	1．5時間

常の一回量しか処方、もしくは内服しない場合があります。量を減らしたのでは、とんぷくとして発作を止める効果は期待できません。ときおり、少量でも発作が止まったとおっしゃる患者さんがいますが、その場合はもともと、短時間で治まる発作だったと考えるほうが妥当です。

なお、このとんぷく療法も、病態の進行とともに、次第に有効性が低下します。そのようになれば、次の治療方法を考慮しなければなりません。

3．レートコントロール（症状の緩和、心機能悪化の予防）

リズムコントロールに対し、心房細動はそのままにして、心房細動によって心拍数が速くならないようにする治療が、レートコントロールです。使用されるおもな薬は、「カルシウム拮抗薬」「β受容体遮断薬」そして「ジギタリス」です。

カルシウム拮抗薬、β受容体遮断薬

カルシウム拮抗薬は心筋細胞へのカルシウムの流入を抑制し、心筋収縮力や心拍数を抑える薬剤です。最も多く使用される薬剤は、ベラパミルと言います。副作用も少なく、投与しやすい薬剤です。

一方、**β受容体遮断薬**は、自律神経の一つである交感神経節末端のβ受容体を阻害する薬剤です。カルシウム拮抗薬と同様、心筋収縮力を弱め、心拍数を低下させる効果があります。よく使用される薬剤は、ビソプロロール、アテノロール、カルベジロールです。副作用の発現頻度はカルシウム拮抗薬よりもやや多く数％程度で、低血圧、倦怠感、末梢の

冷え性、不眠、眠気などです。気管支収縮作用を有するため、気管支喘息の患者さんには使えません。

ジギタリス

ジギタリスは古くからいわゆる**強心薬**として使われている薬です。ジギタリスの花（図表17）から抽出されました。心筋の収縮力を高める薬なので、慢性心不全、つまり心臓が弱って体が必要とするだけの血液を駆出《くしゅつ》できない状態の患者さんに処方されることが多い薬です。

ジギタリスは強心薬ですが、いうなれば、ふらふらの心臓にムチを打って働かせるような薬であり、長く使っていると心臓が疲弊してしまい、生命予後を改善させる効果はありません。しかし、慢性心不全による労作時《ろうさじ》息切れなどの自覚症状は改善させることができます。

ジギタリスは脈拍を遅くする作用も有しているので、頻脈性の心房細動があり、なおかつ心不全もある患者さんに対しては、良い適応です。一つの薬で、脈拍数を遅くし、心機

［図表17］ジギタリスの花

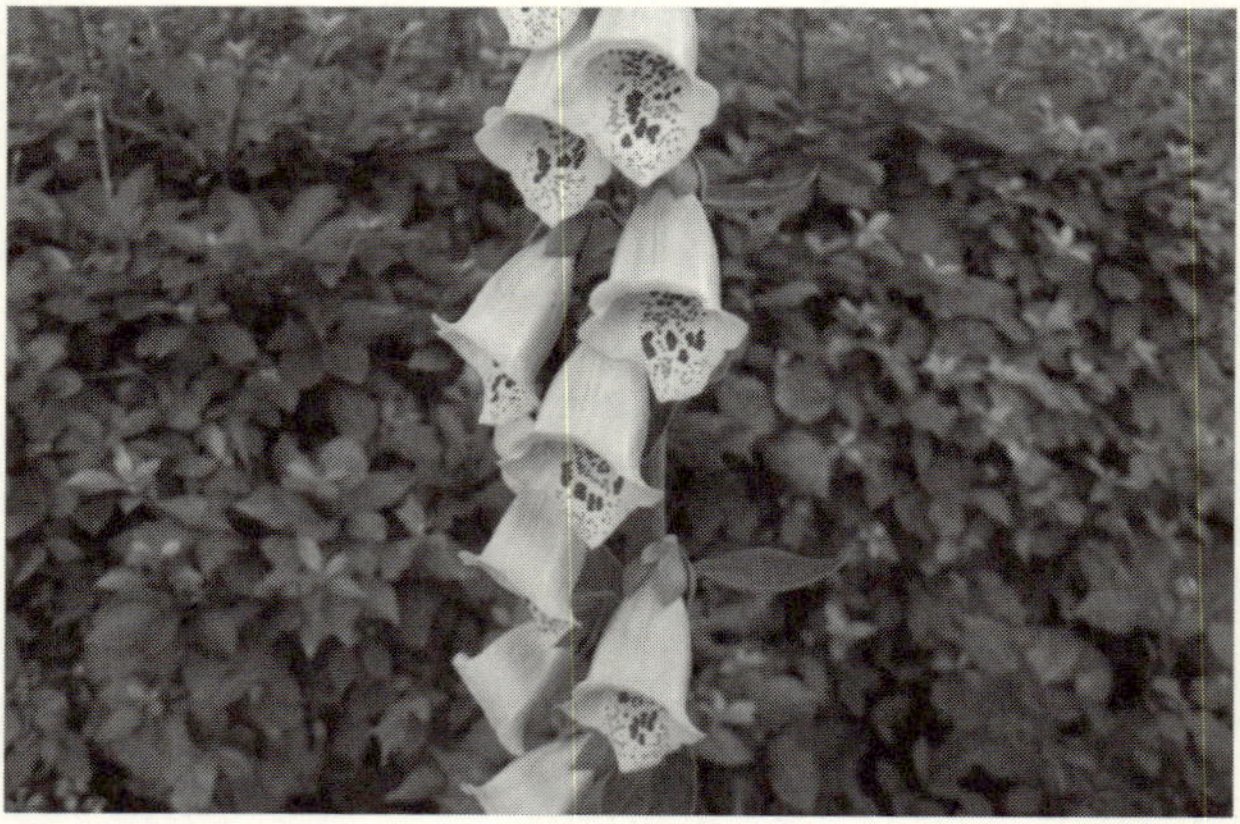

能も改善させてくれるので、一石二鳥の薬といえるでしょう。

ただし、副作用には注意が必要です。よく遭遇するのは**食欲不振**です。ほかに**黄視**（視界が黄色く見える）もあります。かの有名なオランダの画家ゴッホの主治医はジギタリス治療が得意であり（図表18）、ゴッホの晩年の絵画の色調が黄色いのは、ジギタリスの副作用ではないかという説があります。また、ジギタリスは有効血中濃度の幅が狭い薬で、濃度が高いと死亡率が高くなります。内服している患者さんは定期的に外来でジギタリス血中濃度を測定する必要があります。ほかに**薬物相互作用を有する**

薬も多く、特に不整脈患者さんに同時に処方する可能性のあるアミオダロン、ベラパミル、ジルチアゼムはジギタリスの血中濃度を上昇させるので、注意が必要です。

[図表 18] ゴッホの晩年の絵『医師ガシェの肖像』

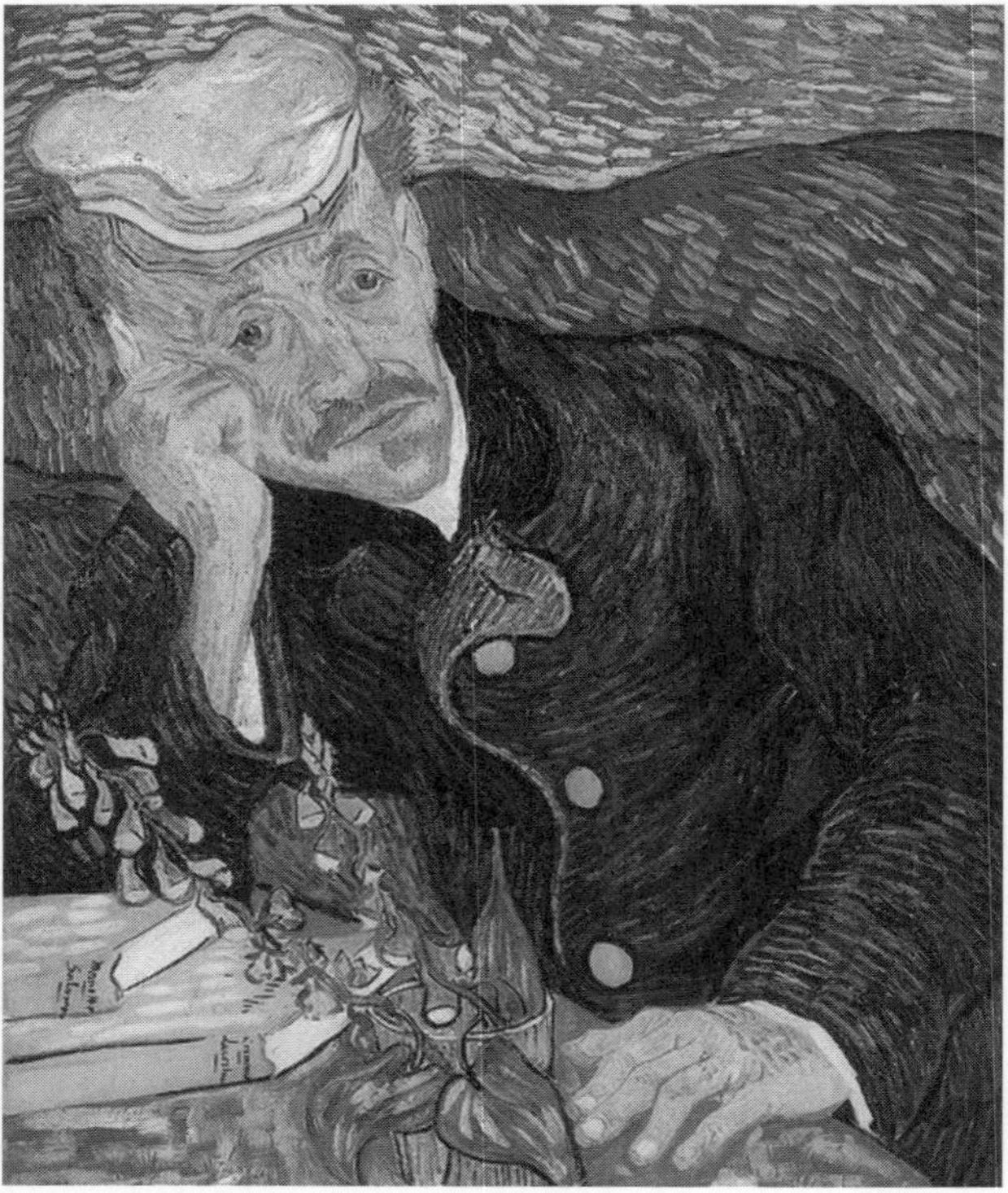

ガシェは、ゴッホの主治医でした。ガシェと共に描かれている花はジギタリス。

目標心拍数

心拍数を適切な数に調整する治療がレートコントロール治療です。ではどのくらいが適切なのでしょうか。

まず認識していただきたいことは、心拍数と脈拍数は一致しないということです。心拍数が速くて不規則だと、心拍によっては心臓が収縮して拍出される血液の量が少なく、脈拍を形成するに至らないものも存在します。この状態を空打ちといいます。心房細動患者さんが自分の脈拍数を数えても心拍数は不明です。心拍数は、聴診器で心臓の拍動を聞くか、心電図を取らないと分かりません。ただし、洞調律の人は、心拍数と脈拍数は一致します。

かつて心房細動患者の目標心拍数とは安静時に90拍／分以下といわれていました。心臓は体が必要とする血液の量が増したとき、心拍数を上昇させることでそれに応えようとします。しかし、実際には心拍数が90拍／分までは心拍出量は増加しますが、それ以上になると逆に心拍出量は減少します。そのため、コストパフォーマンスを考慮すると、心房細動患者の心拍数は安静時で90拍／分以下とするのがよいと考えられていました。実際つい最近まで、日本循環器学会のガイドラインにもそのように記載されていました。

しかし、この心拍数は臨床試験に基づいて、導き出されたものではありません。そこで約600人の患者さんを安静時の心拍数が80拍／分以下にする厳格調整群と110拍／分以下にする寛大調整群の2群に分けて、3年間の死亡率、症状増悪による入院頻度、脳梗塞発症率などを比較した研究が行われました。結果はそれらのイベント発症率は両群間で有意差は認められなかったのです。寛大調整群は心拍数調整のための薬剤が少なくて済むので、現在では**目標心拍数は110拍／分以下**で十分と考えられています。

余談ですが、私が研修医の頃には、心不全は心臓の収縮力を高める強心剤による治療が最良で、生命予後を改善させると信じられていました。しかし、その後、それは無効で、逆に心臓の収縮力を弱めるβ受容体遮断薬治療が生命予後を改善させることが明らかとなりました。「昔の常識、今の非常識」です。心房細動患者の目標心拍数も然り。常識を疑い、新たな仮説を立て、それを検証した医師に感謝です。

ＡＦＦＩＲＭ試験

かつての心房細動治療は、抗不整脈薬や電気ショックを使用し、洞調律に戻す「リズムコントロール治療」が主流でした。しかし２０００年頃の研究により、その治療が必ずしも患者さんの生命予後を改善させるわけではないことが分かってきました。

その研究は、循環器医の間ではとても有名な「ＡＦＦＩＲＭ（アファーム）**試験**」といいます。４０６０人の患者さんを2群に分け、一方の群には抗不整脈薬や電気ショックで洞調律に戻す「リズムコントロール治療」を、もう一方の群には、心房細動はそのままに、安静時の心拍数を80拍／分以下に維持する「レートコントロール治療」を行い、5年間観察し、死亡者数を比較するというのがこの試験の概要です。レートコントロール治療に用いられる薬は、前述したカルシウム拮抗薬、β受容体遮断薬、ジギタリスです。

第1章で心房細動は死亡リスクを2倍に高めると申しました。そうであれば、心房細動を洞調律に戻すリズムコントロール治療を受けた患者さんのほうが、レートコントロール治療を受けた患者さんよりも、死亡率は低くなるはずです。ところが、試験の結果、この2つの治療方法には、**死亡率において差がない**ことが明らかになったのです（図表19）。

[図表 19]「リズムコントロール」「レートコントロール」の死亡率の比較

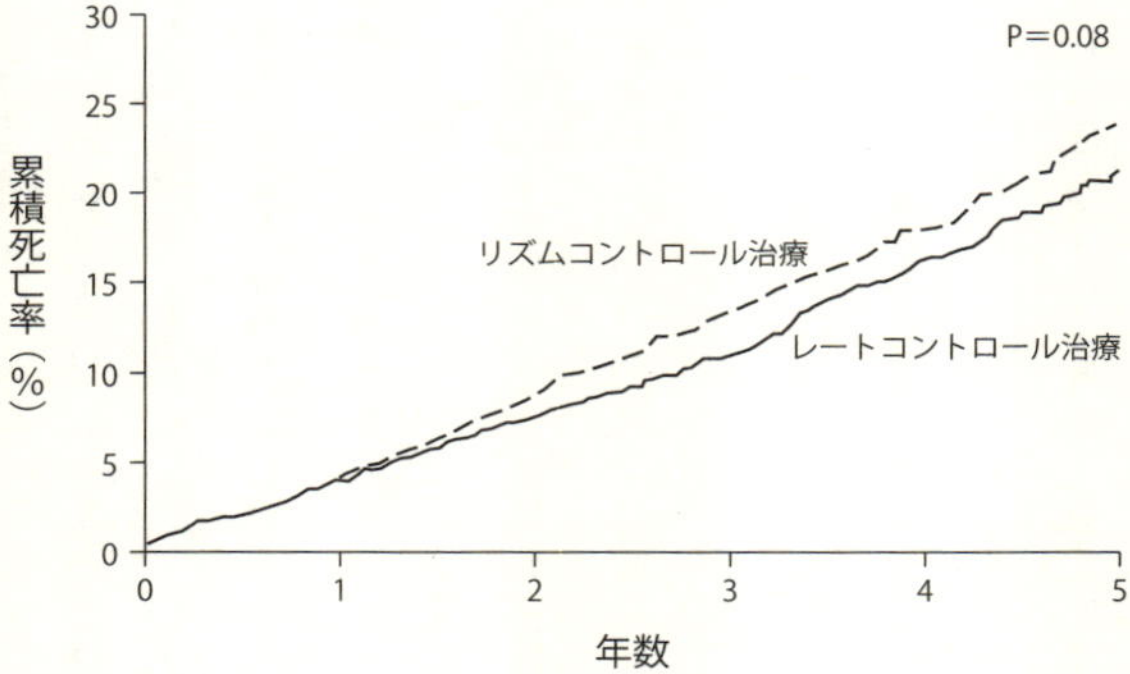

この研究結果が報告されて以降、症状の乏しい持続性、慢性心房細動に対しては、無理に洞調律に戻さず、心房細動はそのままで、心拍数だけ速くならないようにするレートコントロール治療で十分という考えが、医師の間で急速に広がりました。

このような結果になった理由の一つは、リズムコントロール治療で洞調律に維持され、死亡率が低下しても、使用された抗不整脈薬の副作用（心機能低下、間質性肺炎、催不整脈作用）によって、その効果が相殺されたことにあるのではないかといわれています。

ＡＦＩＲＭ試験の誤解

このＡＦＦＩＲＭ試験の結果が公表されてから、循環器医の間では心房細動を洞調律に戻そうという意欲が急速に冷めてきました。心房細動による症状が強い患者さんにも、「リズムコントロールを行おうが、レートコントロールを行おうが、あなたの死亡率は変わらないから、心房細動のままで我慢しなさい」という説明がまかり通るようになってきたのです。患者さんにとっては、このつらい症状をなんとかしてほしいと思っているのに、とんでもない話です。

ＡＦＦＩＲＭ試験は、Intention to treat analysisという方法で解析されました。これは、治療を行った結果、洞調律に復したのか、それとも心房細動のままだったのかは完全に無視します。「リズムコントロール」「レートコントロール」のどちらの治療を選択したのかという観点から、死亡率を比較したのです。つまりは、心房細動と洞調律の死亡率を比べたわけではないのです。

Intention to treat analysisの反対が、On treatment analysisという解析方法です。これは、治療の結果、洞調律に復した患者さんと、心房細動のままだった患者さんの死亡率を比べる方法です。これでＡＦＦＩＲＭ試験を再度解析すると、どちらの治療方法を選ぼうが、結果的に**洞調律に復した患者さんのほうが、心房細動のままだった患者さんよりも、死亡するリスクは半分**になったのです。

もう少し細かい解析をすると、抗不整脈薬を内服せずに洞調律を維持できた患者さんの死亡のリスクが最も低く、その次に、抗不整脈薬を使用して洞調律を維持できた患者さんの死亡率が低かったのです。たとえ抗不整脈薬を使用しても、洞調律を維持できれば、心房細動のままの患者さんよりは、死亡率は低かったということです。

まとめると、持続性心房細動、慢性心房細動の場合、死亡率を下げるという観点からは、抗不整脈薬と電気ショックを使用してでも、一度、洞調律に戻す治療を試みるのは、良い治療方法だということです。それで、その治療が上手くいかないなら、同じ方法を繰り返すのではなく、レートコントロール治療にしたほうがよい。また、抗不整脈薬を使用して洞調律が維持されているならば、あえて抗不整脈薬を中止して、元の心房細動に戻すような治療は良くないということです。

4．電気ショック治療

薬を内服しても、抗不整脈薬を注射しても、心房細動の発作がなかなか止まらず、症状が強い場合は、発作を確実に停止させる方法として電気的除細動（電気ショック）があります。

静脈麻酔による鎮静下で、胸部に強い直流電流を流すことで、不規則な電気信号を一掃してしまう治療です。つらい症状の心房細動が長引いても、1回のショックでリズムを正常に戻すことができます。電気ショックと聞くと医療系のテレビドラマで、通電時に体が跳ね上がるというシーンを思い出される方がいるかもしれません。その様子と「ショック」という言葉から、危険な治療と思われがちですが、実はこの治療法は、心房細動治療の中で**最も安全で確実**なものです。

しかし、注意事項があります。心房細動によって心臓の中に血栓ができてしまっている場合は、電気ショックの刺激により、その血栓を飛ばしてしまう可能性があるということです。発症から48時間以内の心房細動ならば、血栓ができているリスクは低いので、そのまま電気ショックをかけても構いません。しかし、それ以上持続している場合には、ワルファリンやＤＯＡＣで３週間抗凝固療法を施行し、心臓の中にできているかもしれない血栓を溶かしてから電気ショックをかけます。症状が強く３週間も待てない人は、経食道心エコー検査を実施し、心臓内に血栓ができていないことを確認すればすぐにでも施行可能です。

さらに重要なことは、電気ショックを施行した後です。一過性ですが、心臓は電気ショックにより気絶した状態になり、動きが悪くなり、血栓ができやすくなります。実のところ、電気ショックに関連する脳梗塞は、この時期によく発生します。そのために、電気ショック後に洞調律になっても、抗凝固薬を内服しなければなりません。電気ショック前に内服していた薬を継続するか、内服していなかったならば、電気ショック後すぐに、短時間で抗凝固作用を発揮するＤＯＡＣを内服します。

以上の手順を踏むことで、私が経験した１０００例以上の心房細動に対する電気ショックでは、血栓閉塞症を来した人はいません。

しかし、電気ショック治療は対症療法であることに変わりはなく、心房細動の再発を防ぐことはできません。また、人手や専門的な知識も必要なことから、行える医療機関は比較的大きな病院などに限られています。

［第3章］

発作の恐怖と決別する。完治をめざす「カテーテルアブレーション」とは

カテーテルアブレーションの技術の進歩は目覚ましいものがあります。本章では、高周波カテーテルアブレーションを中心に、ほか、クライオバルーンアブレーション、ホットバルーンアブレーション、不整脈外科治療について説明します。

高周波カテーテルアブレーションの原理

カテーテルアブレーションの原理をご説明します。まずカテーテル先端についている電極を心臓に当てます。次にその電極と脇腹に貼った対極板との間に電気を流します。電極と心臓、対極板と脇腹との間では電気のやりとりがなされるので、そこで熱を発生します。カテーテルについている電極は小さく、電流密度が高いので、そこで発生する熱は高くなり、心筋がやけどをします。やけどの大きさは直径5～8㎜、深さ5～8㎜です。対極板が貼られた脇腹でも熱が発生しますが、対極板は大きいため電流密度が低く、温度も低いのでやけどはしません（図表20）。

［図表 20］ 高周波通電の原理

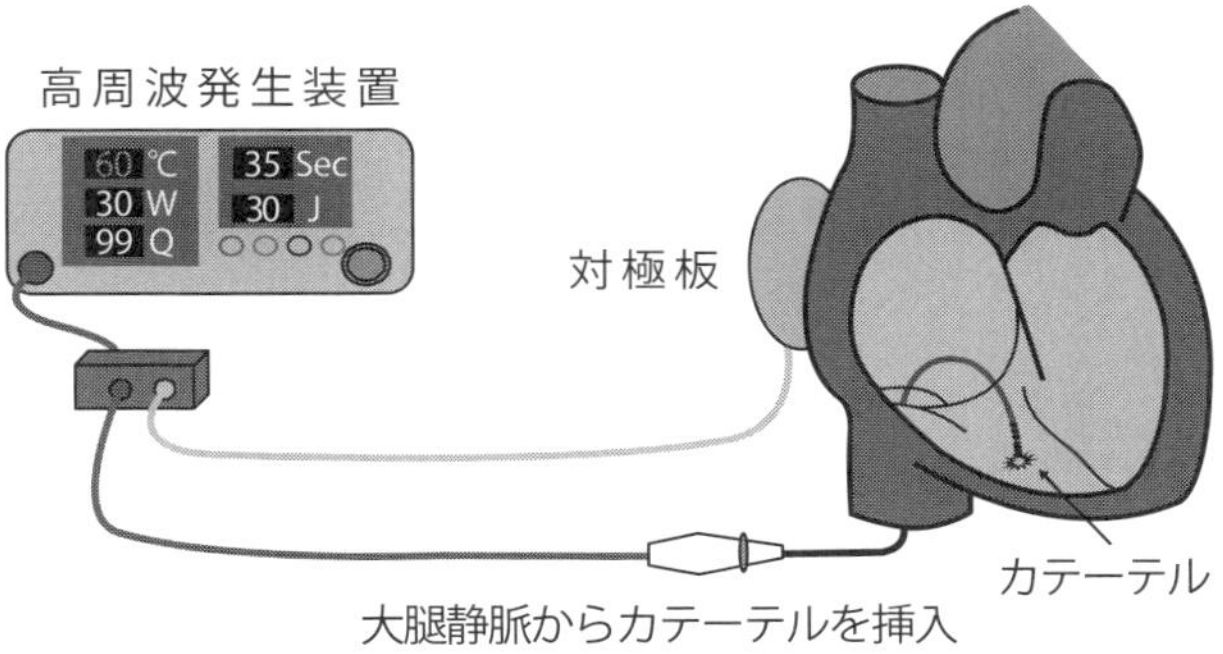

心房細動アブレーションとはどのような治療法か

心房細動のメカニズムのところで述べたように、心房細動は心房細動起源や心房細動基質ができてしまうことで起こります。カテーテルアブレーションとは、この心房細動起源や心房細動基質を探し出し、そこにカテーテルの先端を押し付けて電気を流し、その心筋を焼灼する治療です。

心房細動起源の誘発方法

心房細動起源を同定するためには、手術中に心房細動が起きてくれなくてはいけません。そのために最良の方法が「**高用量イソプロテレノール負荷**」です。イソプロテレノールとは、交感神経を刺激して、脈拍が速くなり、心臓の収縮力が高まる注射薬です。通常の使用量は1μg／分ですが、その20倍の量を投与すると、心房細動患者さんの90％で心房細動が誘発されます。

この方法は、狭心症や閉塞性肥大型心筋症の患者さんには禁忌です。しかし、ほとんど

［図表 21］心房細動起源の部位

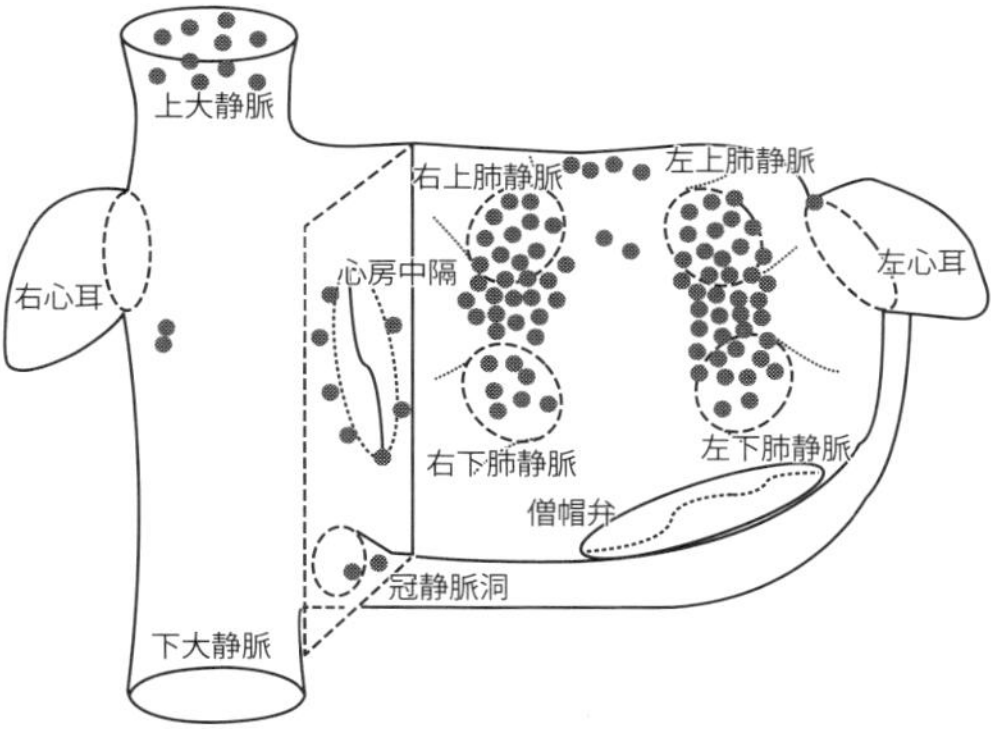

85％は肺静脈に存在し、15％はそれ以外に存在します。

の患者さんで、安全に施行可能です。この方法を使用することにより、心房細動起源の場所が明らかとなります。

筆者は、発作性心房細動患者70人にこの「高用量イソプロテレノール負荷」を実施し、心房細動起源の場所を1人ずつ探してみました。結果、心房細動起源の多くは、**肺静脈**（肺で酸素を取り込んだ血液が心房に戻るときに通る血管）に存在することが判明しました。また、すべての心房細動起源を100とすると、**肺静脈起源は85％程度**で、**15％はそれ以外**のところに存在することも明らかとなりました（図表21）。

また、心房細動起源は、1人の患者さんに

1カ所とは限りません。複数有している人も多くいます。これまでの研究をまとめると、発作性心房細動患者さんの**4人に1人**は、**肺静脈以外にも心房細動起源**を有していることが分かっています。

肺静脈隔離術

85%の心房細動起源が肺静脈に存在するので、心房細動カテーテルアブレーションにおける主な焼灼部位は、肺静脈になります。

以前は、肺静脈内の心房細動起源を1つずつ焼灼していました。しかし、肺静脈の奥で焼灼すると、肺静脈が狭窄を来したり、また、焼灼により、心房細動が術中には治まっても、術後にすぐ再発したりと問題が多く、手術の成功率もあまり高くなかったのです。

そこで、**肺静脈の付け根を円周状に焼灼し、電気的に隔離する方法（肺静脈隔離法）**が考案されました。当初は、4本ある肺静脈を、1本ずつ隔離する、個別肺静脈隔離法が行われていましたが、その後、左右2本の肺静脈を同時に隔離する**広範囲肺静脈隔離法**や4本の肺静脈をすべて同時に隔離する**ボックス隔離法**（図表22）に移行してきました。

［図表 22］ 肺静脈隔離法

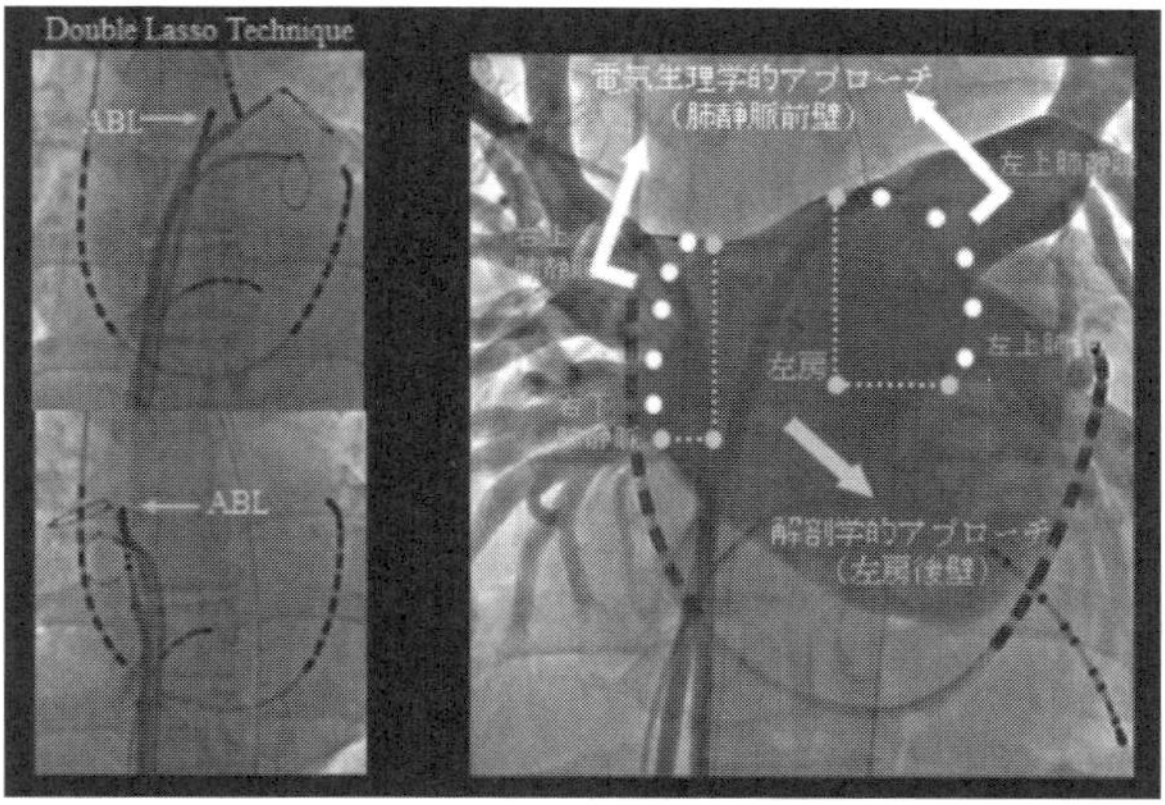

広範囲肺静脈隔離法

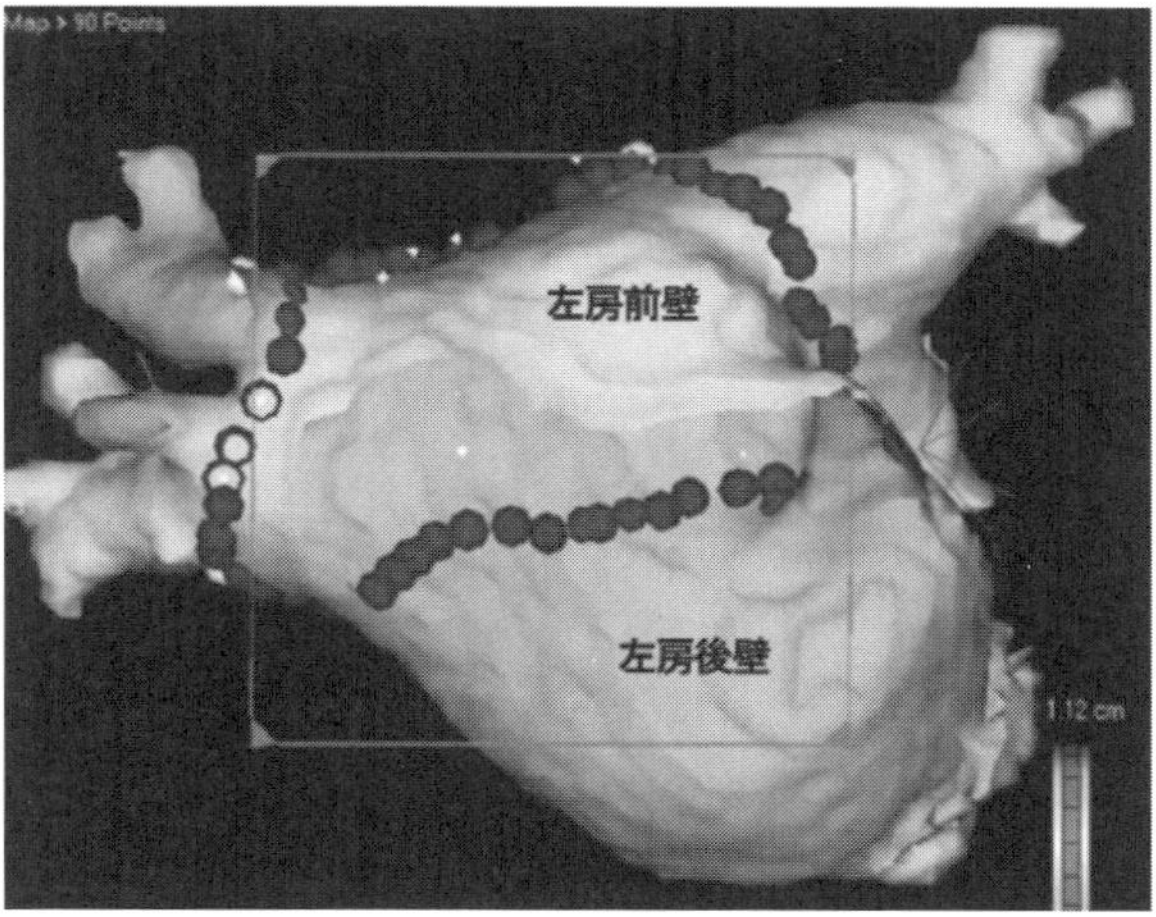

ボックス隔離法

それぞれの方法には、メリット、デメリットがあり、施設、術者により実施される方法は異なります。

肺静脈隔離の歴史

25年前、私が医師になり立ての頃は、「**心房細動は不治の病**」であるといわれていました。「根本的に治すことはできない。症状の強い心房細動が持続性に移行したら、患者をなだめすかしなさい。そのうち、不規則な脈拍に慣れて、症状はなくなる」と先輩医師から教わりました。心房細動のメカニズムを明らかにすることなど、夢のまた夢だったのです。

しかし、1990年代の後半、フランス、ボルドー大学の**ハイサゲール医師**が、その心房細動のメカニズムを明らかにしました。それは「注意深い観察」によってなされたといわれています。心房細動が始まる瞬間を偶然とらえた心電図を詳細に観察すると、すべて同じような形をした心房性期外収縮の後に心房細動が始まっていました。そこで彼は、心房細動患者の左心房にカテーテルを挿入し、その心房性期外収縮の場所を同定し、まさに心房細動が起きる瞬間の、局所の心電図をとらえました。

心房細動は「高頻度に興奮する心房筋＝**心房細動起源**」によって発症することを明らかにしたのです。また、その心房細動起源の多くは**肺静脈**に存在することも報告しました。

その当時、フランスのボルドー大学に留学されていた現東京慈恵会医科大学循環器内科教授の**山根禎一**先生が、ハイサゲール医師が初めて肺静脈隔離をした際のエピソードを話してくれました。ハイサゲール医師が肺静脈内の心房細動起源を同定し、焼灼しようとしていたときに、突然、その心房細動起源ではなく、そこから離れた肺静脈の入口部を焼灼し始めたそうです。その場にいた医師は、彼が何をしようとしているのか分からなかった。ハイサゲール医師が肺静脈の入口部を一周焼灼したときに、肺静脈が電気的に隔離され、心房細動は起こらなくなったそうです。皆が驚嘆し、山根先生は「新しい時代がやって来る」と確信したそうです。その後山根先生は帰国し、東京慈恵会医科大学でオリジナルの肺静脈隔離法を確立されています。

山根先生の前にボルドー大学に留学していたのが、当時土浦協同病院で仕事をされていた私の師匠である**高橋淳先生**です。ハイサゲール医師は４本の肺静脈をそれぞれ個別に一つずつ隔離していましたが、**高橋淳先生**と上司の**家坂義人先生**は、左右2本の肺静脈を上下一括して隔離する方法（**広範囲肺静脈隔離法**）を考案し世界に発表しました。発表した時は、そんな治療は不可能だと多くの医師に言われたそうです。しかし、肺静脈を個別に隔離するよりも、両先生が考案された広範囲肺静脈隔離法のほうが、効果と安全性の両面で優れていることが証明され、現在ではこの方法が**心房細動アブレーションの世界標準**となっています。

上大静脈隔離術

さて、肺静脈以外の15％の心房細動起源をどのように治療するのか。15％のうち7～8％は上大静脈（上腕や頭部の静脈が心臓に戻ってくるときに通る血管）に存在する心房細動起源です。ここから出てくる心房細動は、肺静脈と同様、**上大静脈を隔離**することで治療可能です。上大静脈と右心房との電気的接合部位を焼灼することにより、上大静脈を隔離し、そこから出てくる心房細動起源を上大静脈内に閉じ込めて、心房細動を起こさないようにします。

上大静脈隔離の際に大きな問題になるのは**横隔膜麻痺**です。横隔膜神経は、上大静脈の真横を上下に走行し、横隔膜（胸部と腹部の境に位置する筋肉。この筋肉が上下することにより、胸郭が広がったり、しぼんだりしている）の動きをつかさどっています。上大静脈を隔離する際に、この横隔膜神経を熱でやけどさせると、横隔膜の動きが低下、もしくは完全に麻痺します。しかし、横隔膜神経の近くを焼灼する際に、**カテーテルの先端を前方、もしくは後方に向けること**で、この合併症を起こさずに済むようになります。ちょっとしたコツですが、合併症予防にとても重要な技術です。

非肺静脈由来心房細動起源の治療方法

では、肺静脈、上大静脈以外の心房細動起源はどのように治療するのか。これはもう、**各個撃破**しかありません。心房細動起源をポイントで探し当て、そこにカテーテルの先端を押し当てて焼灼します。心房細動カテーテルアブレーションの中で、知識、経験、技術が最も必要な治療で、長い経験を積んだベテラン医師でないと治療は困難です。

心臓内に留置するカテーテルの先端には電極がついており、そこから得られる心電図が外部のモニターに映し出されます。心電図データは60本以上あります。その中で、心房細動が起きる瞬間に、最も早く興奮する電気信号をとらえるのです。

心臓の中の電気情報を集めるカテーテルは3~4本しか留置していません。すべての心筋の電気情報を観察できるわけではないので、記録された心電図の中で、最も早く興奮する電気信号をとらえても、すぐに起源が見つかるわけではありません。

そこで、一つ一つの心電図を見ながら、電気の流れを想像し、心房細動起源がありそうな場所を予測し、そこへカテーテルを移動させます。そして、発症している心房細動に対して電気ショックをかけます。前に説明したイソプロテレノールが効いた状態だと、洞調律に復した後もすぐに心房細動が発症します。また、その瞬間に前記と同じ操作を行い、徐々に心房細動起源の場所を絞り込み、特定するのです。そのプロセスは、詰将棋に似ているといってもいいかもしれません。

心臓の解剖や、電気の流れ、マッピングカテーテルの位置などは、患者さんによって全く異なるので、心房細動起源を特定するための方法は、標準化、マニュアル化できません。個々の患者さんごとに、術者が先輩に教えてもらったり、自ら学んだりして習得していくしかないのです。ここが、術者の腕の見せどころであり、治療成績を大きく左右するといっていいでしょう。

肺静脈隔離しか行わなければ、60～70%の患者さんしか、心房細動は治癒しません。さらに多くの患者さんの心房細動を根治させるには、この非肺静脈由来の心房細動起源を焼灼するしかないのです。

私が勤務していた横須賀共済病院や私のクリニックでは、すべての心房細動カテーテルアブレーションにおいて、肺静脈隔離を行った後、必ず非肺静脈由来の心房細動起源がないか確認し、認められれば治療を加えています。

心房細動アブレーションの成績

カテーテルアブレーションを実施することで、心房細動はどの程度治るのか。これは、心房細動起源の数、場所、心房細動の罹病期間、心房の大きさ、アブレーションの実施施設などにより大きく変わります。以下に、私が勤務していた横須賀共済病院での研究結果を中心にまとめます。

発作性心房細動の治療成績　薬物治療との比較

カテーテルアブレーションで発作性心房細動が治るか治らないかは、次の因子に左右されます。それは（1）心房細動がイソプロテレノールによって誘発されるか否か、（2）誘発された心房細動起源を同定できるか否か、（3）心房細動起源の数は一つか複数か、（4）心房細動起源は心筋の浅いところにあるか、深いところにあるかです。これらの因子は患者さんごとに異なり、アブレーション前には予測不可能です。そのため、どの程度心房細動が治るかは、実際にアブレーションしてみないと分からないのです。しかし、100人の発作性心房細動患者さんに、同じような方法で治療を行ったら、100人中何人治ったという統計学的治療成績は算出可能です。以下に、その成績を述べます。

まず、カテーテルアブレーションと薬物の治療成績を比較したものを紹介します。現在までに、その大規模臨床試験は世界に8つ存在します（図表23）。これらの試験では、アブレーションを実施、もしくは薬剤を投与し、その後1年間、30秒以上の心房細動が出現しないことを成功と定義しています。各試験により結果は様々ですが、これらの結果の平均値をとると、**発作性心房細動はカテーテルアブレーションにより80％の患者さんで治癒**

しており、**薬剤では30％に留まっています。**

［図表 23］カテーテルアブレーションと薬物の治療成績の比較

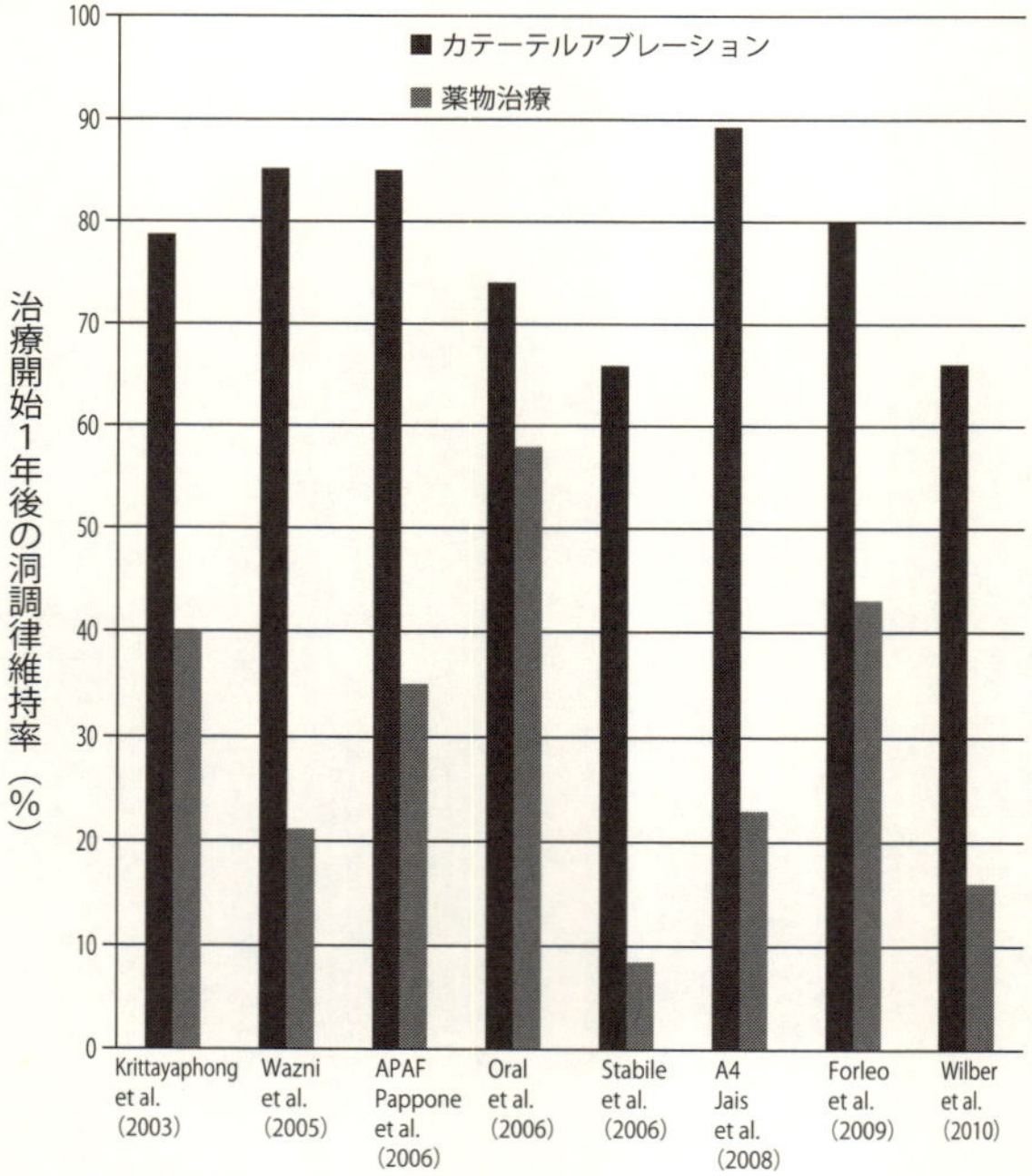

横軸は８つの試験を意味する

出典）Tung R et al. Circulation 2012;126:223-229

発作性心房細動の治療成績　カテーテルアブレーションの長期成績

前記の成績は治療後1年間のみを見た結果ですが、それでは長期になるとどうでしょうか。

横須賀共済病院で、カテーテルアブレーションを行った発作性心房細動患者さん1220人の、その後5年間の再発率を調査しました。1年後に洞調律を維持している患者さんは72％でした。しかし3年後には65％、5年後には59％と、年数の経過とともに徐々に減っていきます（図表24上）。

一方、アブレーション後に心房細動が再発した患者さんには再度アブレーションを実施していきます。その後に、心房細動が治癒した患者さんを含めると、最後に受けたアブレーションから、1年後で約90％、5年後でも約80％の人で洞調律が維持できています（図表24下）。

まとめると、発作性心房細動に対するカテーテルアブレーションの治療成功率は、1回の治療で1年後に70％、5年後に60％です。再発した患者さんは再度アブレーションを受けていただくことにより、**最終アブレーションの1年後に90％、5年後に80％の人が、再**

[図表 24]

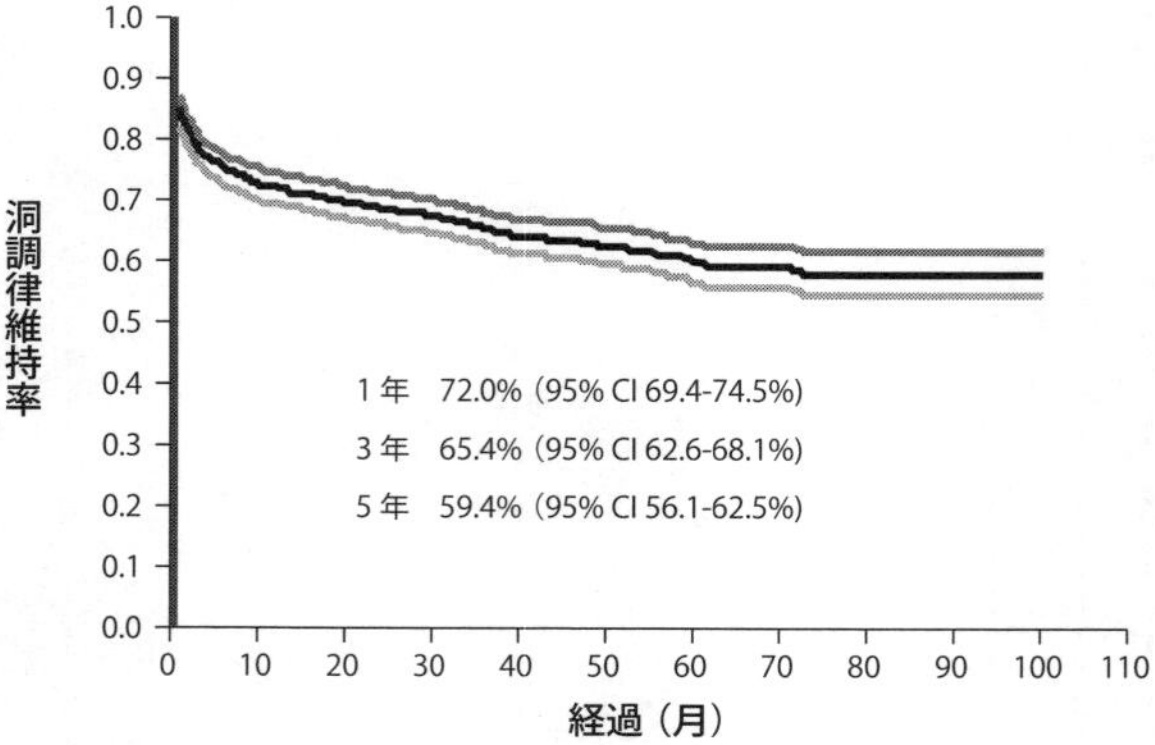

発作性心房細動患者さんに1回カテーテルアブレーションを実施した後の経過

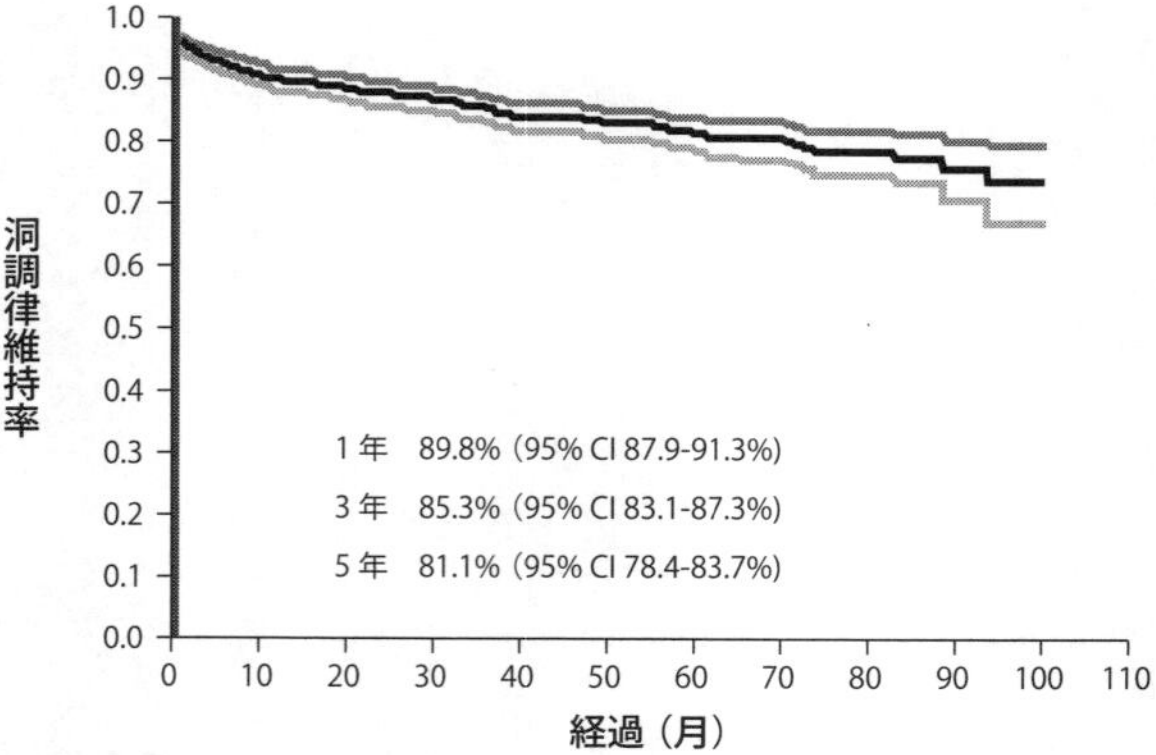

発作性心房細動患者さんに実施した最終カテーテルアブレーション後の経緯

出典) Takigawa M, Takahashi A, Kuwahara T et al. Circ Arrhythm Electrophysiol. 2014;7:267

発なく過ごせているということです。

持続性、慢性心房細動の治療成績

先にも述べましたが、持続性、慢性心房細動のメカニズムは2つあります。心房細動起源と心房細動基質です。

心房細動起源は、高用量イソプロテレノール負荷で探索し、焼灼することが可能です。しかし、心房細動基質に対する治療方法は、今のところ確立したものがありません。

心房細動の持続期間が短い（1年未満）ならば、心房細動のメカニズムは、発作性心房細動とほぼ同じですので、心房細動起源を探索し、焼灼する方法で十分治療可能です。しかし、持続期間が長く（3～5年以上）なると心房細動基質の関与が大きくなり、治療成績は悪くなってきます。

ごく近年まで、心房細動基質に対する治療方法として、それこそ心臓を焼きまくる方法が、まかり通っていました。しかし、その方法は効果がない、それどころか、心機能を悪化させることがあることも判明し、現在ではだいぶ下火になってきています。

横須賀共済病院では、焼きまくる治療方針はとらず、持続性、慢性心房細動に対しても、発作性心房細動と同様、心房細動起源を一つ一つ探して治療を行っていました。

持続期間が**1年未満の持続性心房細動**に対するアブレーションの治療成績は、1回の治療で**1年後に洞調律が維持されていたのは80%、3年後では60%**でした。再発した患者さんには再度アブレーションを行うことにより、洞調律が維持されるのは、最終アブレーションから1年後で90%、3年後で80%です。つまり発作性心房細動の治療成績とほぼ同じだということです。

ただし**慢性心房細動**の場合では、治療成績は悪くなります。持続期間が1～30年（多くは10年以内）の慢性心房細動の場合、洞調律が維持されていた人は、**1回の治療で1年後に60%、3年後では50%を切って**しまいます。しかし、それでも複数回治療を行うと、それぞれ80%、70%まで上昇します。

慢性心房細動　10年以上持続する慢性心房細動の成績

私が勤務していた横須賀共済病院では、世界の不整脈治療の先駆者たらんとして、持続期間に制限を持たせず、どれだけ長期間の慢性心房細動でも患者さんが「治療による利益と不利益」を理解できるならば、アブレーション治療を実施してきました。グラフ（図表25）は心房細動の持続期間別で、複数回アブレーションを行った後の、洞調律維持率を示しています。10年を超えると、治療成功率は50％未満まで低下します。しかし、5～10年の持続期間ならば、70～80％の洞調律を維持できているのです。

日本循環器学会が作成、公開している心臓カテーテルアブレーションの治療ガイドラインでは、この治療が最も適している（class Ⅰ）のは有症候性の発作性心房細動であり、年間症例数50例以上の実績がある施設で受けることが望ましいとされています。

一方、持続性心房細動や慢性心房細動に関しては、有益であるという意見はあるが適応であるとの同意には至っていない（class Ⅱ）とされています。前項で話した通り、罹病期間が長くなると良い治療成績が得られにくくなり、患者さんのメリットが少なくなるとの判断から、発症後3～4年以上たった持続性および慢性心房細動の患者さんにはアブレーションを行わないという姿勢を示す医療機関も少なくありません。

しかし、**罹病期間が10年を超える慢性心房細動**において、アブレーションの治療効果

［図表 25］ 慢性心房細動の罹病期間別、洞調律維持率

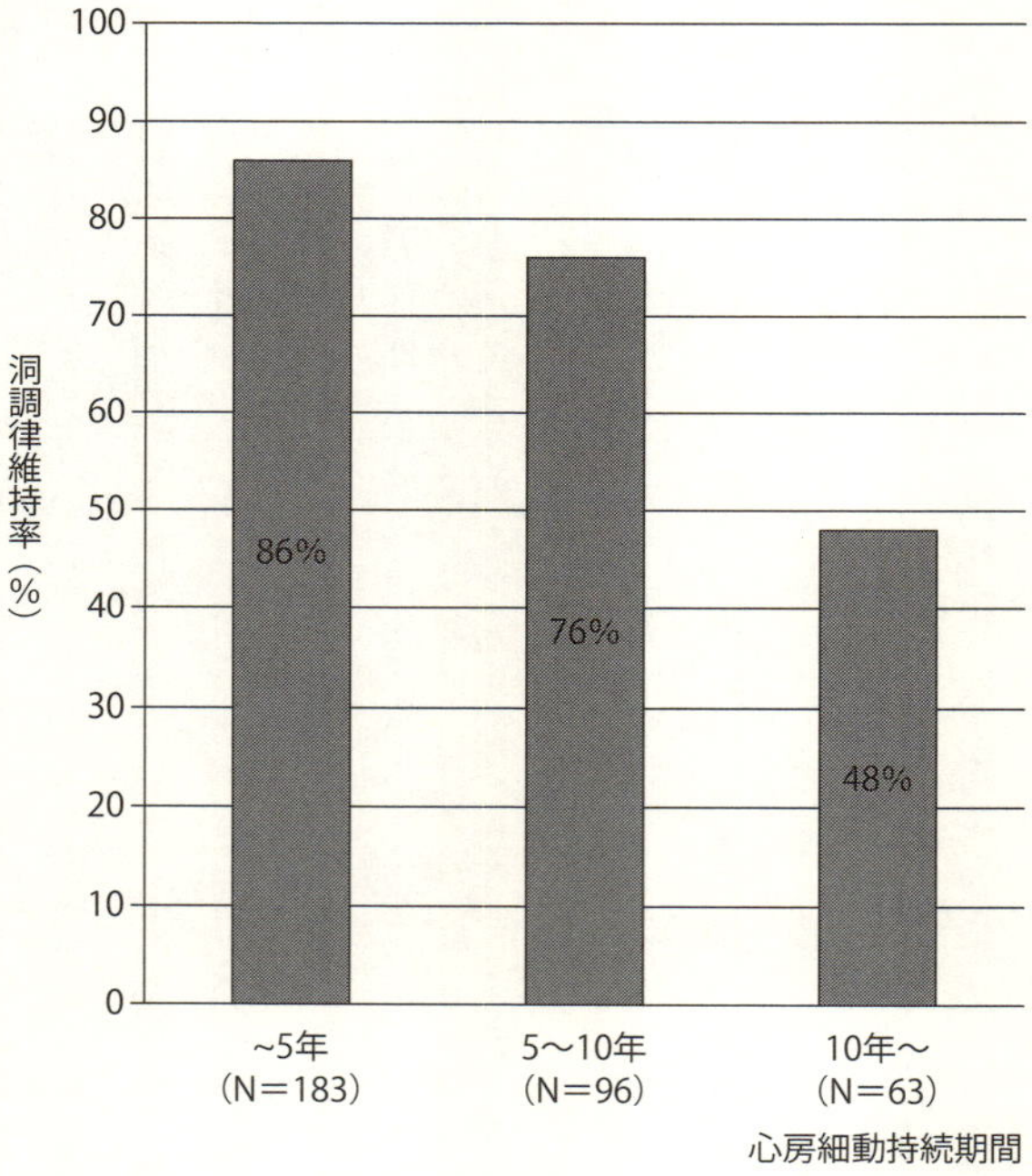

（1年後の洞調律維持率）が**50％弱**、というデータが、果たして患者さんにとってメリットが大きいのか、そうでないのかは、あくまで患者さんの考え方次第ではないかと思うのです。

この後説明しますが、カテーテルアブレーションにはいくつか注意すべき合併症があります。その合併症さえ起きないのならば、受けてみる価値はある、と考える慢性心房細動患者さんが少なくありません。もし受けた結果残念ながら完治には至らなくても、治療前の状態が維持されるだけで、病状が悪化することはありません。治療費の支払い以外で、患者さんが術後に負わなければならないものはないといっていいでしょう。そして、もし、治療が成功し、洞調律が維持されたならば、慢性の労作時息切れや、脳梗塞発症の不安から解放される可能性もあるのです。

実際、私の外来に来られる患者さんは、「あなたの場合は、心房細動の持続期間が10年を超えているので、成功率は50％弱です」と説明しても、そのほとんどの患者さんはアブレーション治療を希望されています。もっとも、私の外来に来られる段階で、アブレーション治療をかなり希望されているので、そのように選択されるのは当たり前なのかもしれません。

もちろん、受けたくない患者さんに無理に勧めることはあってはなりません。しかし、治療ガイドラインはあくまで目安です。それに忠実なあまり、患者さんの意向に反して治療の選択肢を狭めてしまうことは、患者さんの幸せにはつながらないと考えます。患者さんも、慢性心房細動だからアブレーションは受けられないし、もう治ることはない、とあきらめてしまうのは早計です。心房細動になって20～30年でもアブレーションを受けて、良好な経過をたどっている患者さんもいらっしゃいます。

高齢でもカテーテルアブレーションを受けられるか

心房細動カテーテルアブレーションに**年齢制限はありません**。患者さんご自身がカテーテルアブレーションの有効性と合併症を理解可能なら、いくら高齢でも実施可能です。私自身の経験では89歳の発作性心房細動患者さんにアブレーションを施行したことがあります。その方は、今では90歳を超えていますが、心房細動発作は治まり、元気に日常生活を過ごされています。

高齢者に対するアブレーション治療で問題になるのは、加齢による諸臓器の機能低下です。「全身麻酔をかけた際に、過度に血圧が低下する」「麻酔からの覚醒が悪い」「アブレーション後に体力が低下し、退院を延期する」など、若い人では通常起こらないことが、起きることがあります。

しかし、注意深く麻酔を実施し、短時間で手技を終了させることができれば、若年者同様、安全にアブレーションは施行可能です。

米国で行われた研究によると、80歳以上と未満では、心房細動カテーテルアブレーションの治療成績と合併症には差がありませんでした。

横須賀共済病院でも、同様の調査を行ったところ、同じような結果が得られています。カテーテルアブレーションは**80歳を超える高齢者でも、安全に受けていただける治療**といっていいでしょう。

現代日本は、世界でも類をみない超高齢社会であり、80歳時点でもその後の平均余命が男性で8年半、女性で11年半という統計が出ています。80歳で心房細動のある人が、その後の不整脈による不快な症状にどう対処するか、また、脳梗塞予防に対してどう考えるかは、あくまでその人自身の考え方次第ですが、少なくとも高齢だからという理由のみでアブレーションが受けられない、ということはありません。

カテーテルアブレーションの脳梗塞予防効果

カテーテルアブレーションを実施し、心房細動から解放されると、脳梗塞発症率も低下するのか。この命題を明らかにするために、海外で前向き試験が現在進行中です。しかし、横須賀共済病院での調査および他の研究者の後ろ向き研究では、**カテーテルアブレーションで洞調律が維持できると、脳梗塞発症率も低下**すると考えられます。

横須賀共済病院で、アブレーションを行った患者さんを対象に、治療後の脳梗塞発症率を調べる臨床研究を行いました。発作性心房細動でアブレーションを行った1156人（平均CHADS2スコア1）を、47カ月追跡したところ、治療後に原因のいかんにかかわらず、脳梗塞を起こした人は9人いました。年次換算すると、アブレーション後の脳梗塞発症率は0・19％／年となります。1年間で1000人中、2人が脳梗塞を発症するということです。

同じような臨床的背景を持った心房細動の患者さんで、カテーテルアブレーションを受けずに通常の治療のみだったならば、どの程度の割合で脳梗塞を起こすのか。日本で行われた研究では0・93％／年でした。つまり1年間で100人中、9人が脳梗塞を発症することになります。全く別な研究なので、統計学的な比較はできませんが、カテーテルアブレーションを実施すると、その後の脳梗塞の発症率は低下すると考えています。

前述したように、心房細動には有症候性と無症候性があります。現在のガイドラインでは、有症候性の場合にカテーテルアブレーションが適応とされていますが、アブレーションに脳梗塞予防効果があることが明らかとなると、無症候性にも適応基準が拡大されることが期待されます。

カテーテルアブレーションの心機能改善効果

慢性心房細動により、心臓が拡大し、心機能が低下した患者さんは、カテーテルアブレーションを実施し、洞調律が維持されると、ほとんどの患者さんで**心臓は小さくなり（図表26）**、**心機能も改善**します。

［図表 26］洞調律が維持されると心臓は小さくなる

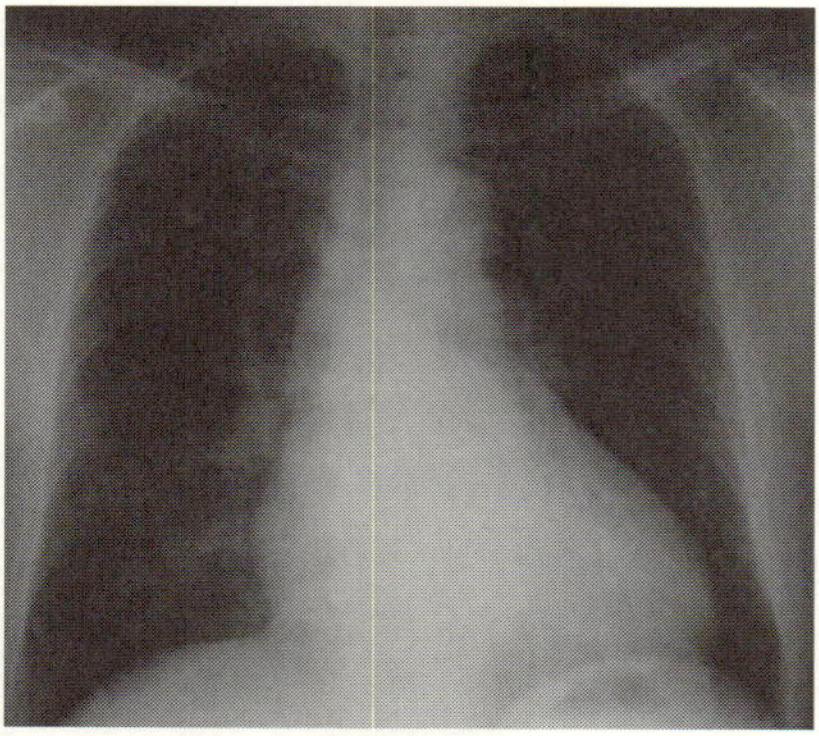

慢性心房細動　罹病期間３年
心胸郭比（胸郭に対する心臓の大きさの割合）　62%

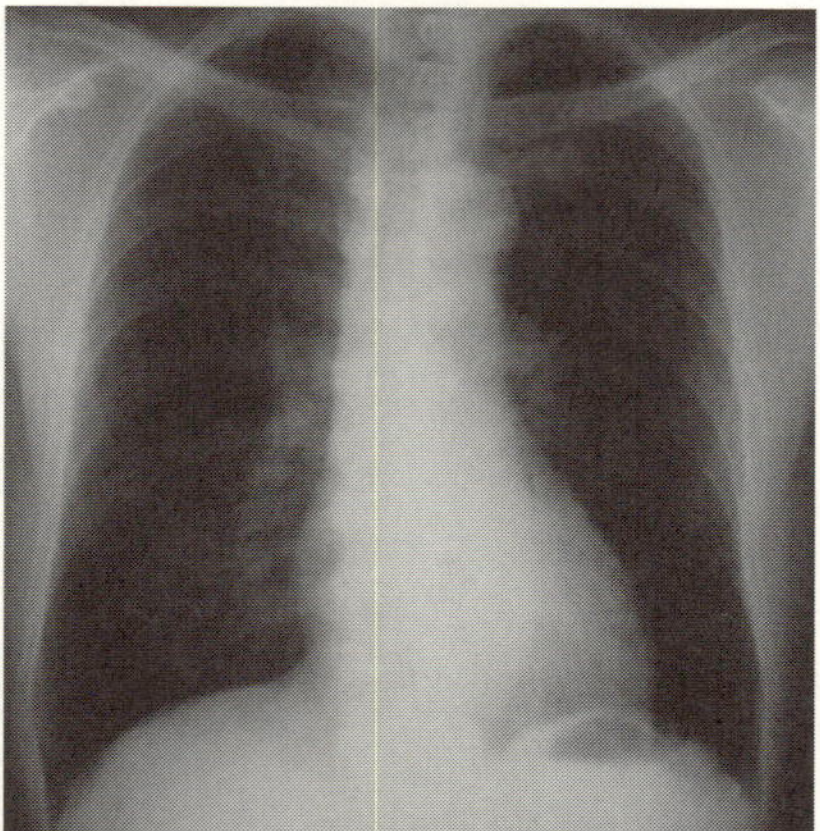

カテーテルアブレーション１年後
心胸郭比は 49%まで縮小している

カテーテルアブレーションを受ける慢性心房細動患者さんの中には、高度に心機能が低下し、拡張型心筋症（原因不明で、心臓が著明に拡大し、心機能が低下する心筋症）に心房細動を合併していると診断されている患者さんもいます。そのような人に、カテーテルアブレーションを実施し、洞調律を維持して、しばらく経過を見ると、別人のように心臓が小さくなり、心機能が正常化することもあります。

心房細動がどれだけ心機能に悪影響を与えていたか、また、どれだけ洞調律を維持することが、心機能を改善させるのかという良い例だと思います。

心房細動アブレーションの合併症とその対策

すべての医学的治療は副作用、合併症を起こす可能性を持っています。薬剤、注射、カテーテル手術、外科手術、すべてです。副作用、合併症とは、その医療行為によって患者さんや医療者が望んだ効果以外の、患者さんにとって不利益なことが起きるということです。それは、医療者の不注意によって起きることもありますし、いくら注意していても避けられない必要悪のものもあります。

心房細動カテーテルアブレーションに起因する重大合併症は3つあります。それは**脳梗塞**、**心タンポナーデ**、そして**食道関連合併症**です。世界レベルの調査によると、結果として**死に至る重篤な合併症は0・1％**、1000人に1人の割合で発症しています。

度々申し上げていますが、このアブレーション治療は非常に有効な治療方法です。しかし、心房を焼灼するという新しい治療戦略のために、今までの治療方法では、起こりえなかったような合併症も経験してきました。この治療方法を、安心して患者さんに受けてもらい、世の中に普及させるには、安全性の担保が必要であると確信しています。そのため、今まで、この合併症をゼロに近づけるために、ありとあらゆる工夫と努力をしてきました。

ここでは、カテーテルアブレーションにより起こりうる合併症とその対策について説明します。

脳梗塞

0・1％の頻度で、脳梗塞を合併します。アブレーション中は、体にとって異物であるカテーテルを、ある一定時間、体内に留置することになります。カテーテルには血栓がつきにくくなるような処置が施されていますが、それでも付着することがあります。また、高周波通電中に高温に達したアブレーションカテーテルの先端に、血液が凝固することもあります。

これらの術中に発症する血栓に対して、予防対策がとられています。

ワルファリンやDOACなどの抗凝固薬を継続したままアブレーションを実施することです。以前は、術中の出血性合併症の発症を危惧して、アブレーション前の抗凝固薬は中止していました。しかし、これにより血液がサラサラの状態でなくなり、アブレーション中に、カテーテルに血栓が付着しやすい状態になっていたのです。

また、術直後も同じです。アブレーション直後には、電気ショックなどにより、心臓の動きが、一過性に悪くなる可能性があります。その間は、血栓ができやすくなりますが、ワルファリンやDOACの抗凝固薬が効いていれば、血栓予防につながるというわけです。

では、抗凝固薬が効いた状態で、出血性の合併症を引き起こしたらどうなるのか。薬が効いた状態では、なかなか血が止まりません。

しかし、ワルファリンには中和剤があります。それを投与すると、ワルファリンの効果はたちどころになくなります。また、この中和剤は、ＤＯＡＣのリバーロキサバン、アピキサバン、エドキサバンにも有効です。

ガイドライン上は、ＣＨＡＤＳ２スコアが０の心房細動患者さんは、抗凝固薬を内服する必要がありません。しかし、そのような患者さんでも、心房細動アブレーションを実施する際には、手術に起因する脳梗塞を予防するために、術前に抗凝固薬を内服したほうが良いのです。

無症候性脳梗塞

抗凝固薬を内服してアブレーションを実施することで、脳梗塞の合併率は１％から０・１％に激減しました。

しかし、未解決の問題もあります。無症候性脳梗塞です。アブレーション後に、症状を自覚しない、数㎜程度の脳梗塞を発症する人がいます。術後に特殊なＭＲＩ検査を実施して初めて分かります。私の調査では、アブレーション後、**２・５％に**認められました。他の研究者の報告では、10％に達するものもあります。麻痺などの自覚はありません。また、この無症候性脳梗塞の臨床的意義も不明です。しかし、いくら症状のない小さい脳梗塞とはいえ、血栓が詰まる部位によっては大きな麻痺を引き起こす可能性もあります。

現在調査中ですが、この無症候性脳梗塞も**使用する器具の種類**（後述）により、**発症率を下げる**ことが分かってきました。さらに工夫を重ねます。

心タンポナーデ

心タンポナーデとは、心臓に小さい穴が開き血液が漏れ出てしまい、心臓の周囲にたまり、心臓を圧迫してしまう合併症です。**発生頻度は1％程度**で、多くは、心臓の周囲に漏れた血液を抜き取ることで、出血は自然停止します。しかし、稀に、出血が止まらず、外科的に開いた穴を縫い合わせる手術が必要になることもあります。さらに稀ですが、開いた穴が大きかったり、発症に気づくのが遅れたりすると、重篤な状態になり、死に至ることもあります。

心タンポナーデが起こってしまう要因は、大きく3つあります。（1）心房中隔穿刺時に中隔以外の心臓に針を刺し、穴が開いてしまう、（2）カテーテル操作時に心筋を押しすぎて心筋が裂けてしまう、（3）心筋を焼きすぎて穴が開いてしまうことです。

しかし、これら3つの要因も技術開発により、**ほぼ起こさずに済む**ようになりました。心房中隔穿刺は**心腔内エコー**と**高周波穿刺針**を用いることで、他の心筋を誤穿刺することはありません。

また、**コンタクトフォースアブレーションカテーテル**（後述）により、カテーテルが心臓を押す力を数値化できます。ブタの心筋を用いた実験では、70g以上の力で心筋を押すと、心臓に穴が開いてしまうリスクが上昇します。人でアブレーションする際には、40～50g以上の力がカテーテル先端にかかると、警告が出るように設定しています。

なお、多少専門的ですが、焼灼中の通電回路内の**インピーダンス**（後述）を測定することで、過度な焼灼が行われていないかもモニター可能です。

テクノロジーの発展は、治療効果のみならず、安全性の向上にも寄与しています。しかし、このような最新のテクノロジーを使用しても、最終的にカテーテルを操作するのは人間です。慎重な操作を心がけるのが重要です。

食道関連合併症

心臓の治療なのに、なぜ食道に合併症？　と不思議に思われる人もいるかもしれません。実は食道は心臓のすぐ後ろに位置しており、アブレーションによる熱が伝わりやすいのです。軽度の食道炎を含めれば、心房細動アブレーションを実施した患者さんの10～20％が食道障害を来します。

極めて稀ですが、大きい食道潰瘍が形成され、心臓との間に瘻《ろう》（連絡路）ができてしまい、**心房食道瘻**という合併症を起こすことがあります。激しい胸の痛み、高熱、脳梗塞症状を呈します。これらの症状は、アブレーション後数週間して発症するので、患者さんも医師もその症状がアブレーションに起因するものだと考えつかず、診断が遅れる原因となります。心房細動アブレーションにともなう重症合併症の一つで、**重篤化すると死亡する危険性が高い**ので、早期発見が重要です。そのような症状があれば、すぐに担当医に相談してください。医師は、この合併症を疑えば、胸部ＣＴを実施します。診断されれば、多くの場合は外科的治療が必要です。

また、**胃蠕動《ぜんどう》障害**という合併症もあります。食道の壁を走行している迷走神経を熱でやけどさせることで発症します。迷走神経は、胃などの消化管の動きを調整しており、その障害により、食事をしても、胃腸の動きが悪く、腹部膨満感を自覚します。根本的な治療方法はなく、基本的には経過を見るしかありません。多くは数カ月から半年で症状は改善します。

これらの食道関連合併症を予防するために大切なことは、アブレーションの際に、**食道近くの心房を焼灼しない**ということです。そのため、手術時には、造影剤を飲んでいただき、食道の走行を確認します。

どうしても食道上の心房を焼灼しなければならないときは、食道の温度を測定しながら、焼灼します。食道温度の上昇は、食道の温熱障害を示唆しますので、すぐに焼灼を中止します。

このような予防対策をとることで、現在では、心房食道瘻や胃蠕動障害といった重症の合併症はほとんど起きていません。ただし、軽度の食道炎は起きています。多少の食道炎は致し方なく、完全になくすことはできません。軽度の食道炎もなくそうとすると、アブレーションそのものができなくなります。これは必要悪だと考えています。たとえ、食道炎が発症したとしても、胃酸分泌を抑える薬で、多くは1週間以内に改善します。

心房細動アブレーションの実際の流れ

この節では、心房細動カテーテルアブレーションを受ける際の、外来、入院、退院、退院後の大まかな流れをご説明します。

外来〜入院

通常は、外来で諸検査を行って診断します。**入院期間**は一般的には、**3〜5日**です。**手術時間は2〜3時間**です。患者さんの状態や、施設により変動はあります。

治療費

入院費用も、施設により違いがありますが、心房細動カテーテルアブレーションにかかる医療費は**200万〜230万円**です。患者さんが加入している健康保険に応じて、自己負担額が決まってきます。例えば国民健康保険の場合、75歳未満であれば負担は3割なので、200万～230万円×0・3＝**60万～70万円程度**となります。

アブレーション前後に行われる診察や検査費用はこれとは別途になりますが、保険内治療であれば同様の掛け率で負担額が決まります。ただし、入院時の差額ベッド代や食事、生活用品代など、入院生活中に支払う金額の中には、保険適用外のものもあります。

高額療養費の還付手続きをすることで、**自己負担額は10万円前後**に減額されます。還付される金額は所得により変わりますので、詳しくは自治体や病院の窓口にご相談ください。

術後注意事項

アブレーションを実施すると、患者さんの10％程度で**術後1カ月以内に心房細動が再発**することがあります。その時期は、焼灼により心房がやけどをしている状態です。皮膚がやけどをすると、その部位が発赤《ほっせき》し、水ぶくれができます。それと同じことが心房でも起きています。焼灼した部位は、腫れ上がり、熱を発します。そこから炎症性の物質を放出するので、アブレーション直後は37度台の微熱が出ます。また、その炎症性物質の刺激により、術後1カ月以内に心房細動が起きることがあるのです。手術前とは異なるメカニズムで心房細動が起きます。しかし、このやけどはしばらくすると癒えてきますので、術後1カ月以降、これによる心房細動は自然に治まってきます。

また、手術後に10～20％程度の患者さんで、**平常時の脈拍数が上昇**します。アブレーション前の洞調律時の脈拍が60拍／分であったとすると、70～80拍／分に上昇します。心房には、自律神経が多数分布しています。アブレーション時に、その自律神経も焼灼し、交感神経と副交感神経のバランスが変化します。それにより、脈拍数が上昇します。上昇した脈拍数は、徐々に元の脈拍数に戻る人や、その後数年間上昇したままの人もいます。しかし、脈拍数が上昇したことで、動悸を自覚する人は稀です。もし、動悸症状を自覚するようならば、β受容体遮断薬を少量内服すると楽になります。

術後職場復帰と外来定期検査

体力が十分で、術後の経過も良好であれば、**退院後すぐに職場復帰が可能**です。しかし、アブレーション後は心臓がやけどをした状態ですので、大事をとって多くの患者さんは、**入院期間も含めて1週間程度は休養をとって**います。高齢者の場合や、体力が低下した人では、術後の回復状態によっては1週間程度の入院が必要となることもあります。

術後の最初の定期検査は通常、1カ月後に行います。おもに、問診で不整脈にともなう自覚症状の有無を聞いたり、胸部レントゲン写真を撮ったり、心電図検査を実施したりします。また、血液検査を行い、抗凝固薬の効果や、肝機能、腎機能などを確認します。

その後は、アブレーション実施日から、**3、6、12カ月後にホルター心電図や心エコー**などの検査を実施します。それ以降は、半年~1年に1回程度の検査です。

心房細動の再発のピークは、アブレーション後3~6カ月以内です。その後は、徐々に再発の頻度は低下します。なお、前述しましたが、アブレーション後1カ月以内は、心筋を焼灼した影響で心房細動が起こることがあります。この時期の心房細動は、再発と見なさず、経過観察します。

術後の再発の有無を確認するために、いつまで定期検査を実施するのか。それは今のところ、一定の見解はありません。私は、**最低5年間は経過**したほうがよいのではないかと思っています。

医療機関の選び方

カテーテルアブレーションが行われるようになって20年以上たち、実施医療機関も増えてきました。しかしいざ、自分が受けたいと思ったときに、どこの医療機関で治療を受ければよいのか迷ってしまうという人も多いのではないでしょうか。

その選択基準になるのが「**アブレーション治療件数**」です。症例数が多いほど、いろいろな病態の心房細動の治療を経験しています。

それには、雑誌などで発表されている病院ランキングが参考になります。朝日新聞出版の『手術数でわかるいい病院（週刊朝日ムック）』は厳正な方法で、各病院のアブレーション件数を調査し、公表しています。ランキング上位の病院は、私もよく知っています。優秀な病院がそろっていると思います。

なお、平成25～27年に刊行された『手術数でわかるいい病院（週刊朝日ムック）』の内容をもとに、心臓カテーテルアブレーション黎明期から日本での臨床状況に携わってきた私の目から、実績豊富な施設を次ページに挙げました（図表27）。

[図表 27] カテーテルアブレーションの治療件数が多い 20 病院

病院名	所在地
横須賀共済病院	神奈川県横須賀市
群馬県立心臓血管センター	群馬県前橋市
土浦協同病院	茨城県土浦市
さいたま赤十字病院	埼玉県さいたま市
筑波大学附属病院	茨城県つくば市
桜橋渡辺病院	大阪府大阪市
小倉記念病院	福岡県北九州市
福岡山王病院	福岡県福岡市
札幌ハートセンター札幌心臓血管クリニック	北海道札幌市
東京慈恵会医科大学附属病院	東京都港区
名古屋大学医学部附属病院	愛知県名古屋市
康生会　武田病院	京都府京都市
神戸市立医療センター中央市民病院	兵庫県神戸市
京都大学医学部附属病院	京都府京都市
名古屋第二赤十字病院	愛知県名古屋市
横浜市立みなと赤十字病院	神奈川県横浜市
慶應義塾大学病院	東京都新宿区
東京女子医科大学病院	東京都新宿区
東京医科歯科大学医学部附属病院	東京都文京区
弘前大学医学部附属病院	青森県弘前市

（順不同）

アブレーションを受けるべきか、受けないか？

カテーテルアブレーションに限らず、合併症のリスクをともなう手術すべてに当てはまることですが、アブレーションを受けようかどうしようか迷ったら、治療を受けたことで患者さんが得られる利益と、もしかしたら被るかもしれない不利益を患者さん自身がよく考え、**天秤**にかけることが必要だと考えます（図表28）。

利益はおもに、「動悸などの不快な症状が改善する」「脳梗塞や心不全のリスクが低くなる」「抗凝固薬をやめられるかもしれない」などが挙げられます。一方、不利益はおもに「合併症」ということになると思います。

利益のほうが重いと判断できれば、アブレーションを受けるほうがいいでしょう。逆に、不利益のほうが重いと感じるのであれば、見送るほうが賢明です。何がどのくらいの利益になるのか、不利益になるのかは患者さんの状況により変わりますし、どちらが重いのかは患者さんの価値観によっても変わってきます。

医師も同様に、患者さん一人ひとりについて、治療を行った場合の利益と不利益を天秤

［図表 28］ 迷ったときは治療による利益と不利益を比較して考える

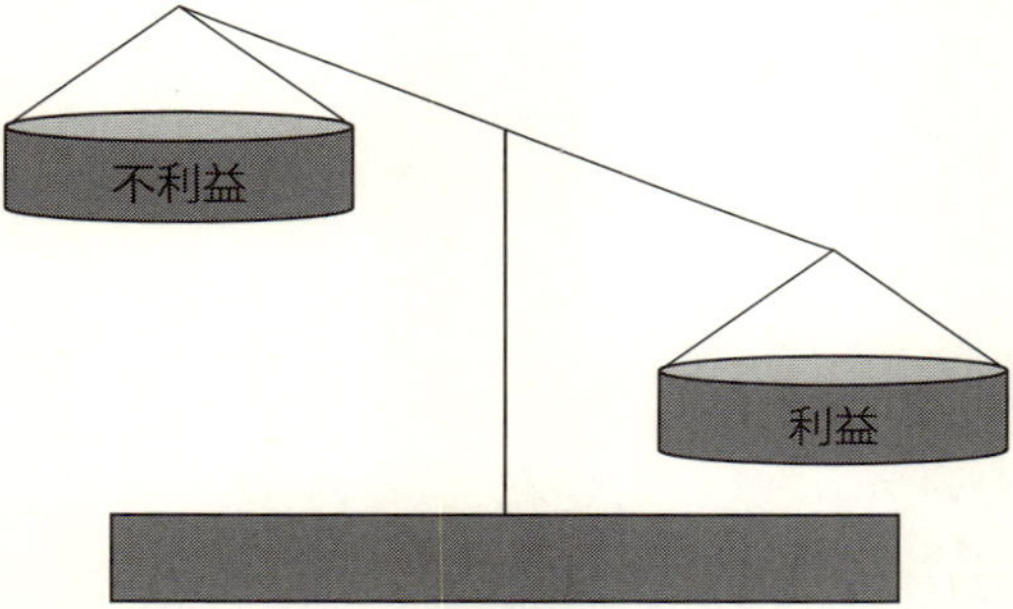

侵襲的治療（アブレーションや外科手術など）を受けるかどうかの判断の仕方。治療による利益と不利益を天秤にかける。

にかけ、どちらが重くなるのかを考え、患者さんにその考えを伝えます。治療を受けるかどうかは、最終的には患者さん自身が判断することになりますが、迷う場合は医師とよく相談して、納得のいく結論を出すことが大切です。

治療成績、安全性向上のための最新の技術と工夫

この節では、目覚ましい勢いで進歩するカテーテルアブレーションの技術と、患者さんに快適にアブレーション治療を受けてもらえるようにしている工夫を解説します。後者は、すべての医師が賛同しているわけではありません。私自身の経験に基づいているものもありますが、世の中の流れはそのようになっていくと確信しています。

完璧なアブレーションの設計図　3次元マッピング機器

立体的な構造物の心臓の中の状態をどのように把握して、アブレーションカテーテルを操作し、心筋を焼灼しているのか。以前ならば、レントゲンと手の感覚がすべてでした。私がカテーテルアブレーションを始めた頃は、それしか頼れるものがなかったのです。

しかし、最新の機器を使用すると、心臓の中の様子は極めて明瞭に把握できます。それが**3次元ナビゲーションシステムというもので、CARTO（カルト）**と呼ばれます。米国のジョンソン・エンド・ジョンソン社が開発しました。

原理はカーナビゲーションシステムと同じです。心臓の周りに磁場を作成し、カテーテル先端に埋め込まれたセンサーの位置を把握します。

カテーテルアブレーション時には、まずペンタレイという5本のスパインが伸びたカテーテルで、心臓の内面全体をなぞります。カルトは1秒間に60回という速度で、カテーテル先端の位置と電気情報を取得します。心臓全体にカテーテルが行き届けば、心臓の内面が1～2㎜の誤差の範囲内で描き出されます（図表29）。

アブレーションするときには、その描き出された心臓の絵をもとに、アブレーションカテーテルを必要な場所に持っていき、コンタクトフォース（後述）を見ながら焼灼するという手順です。

まだ確実ではありませんが、この方法を用いると、心房細動アブレーションの章で述べた、現在は治療困難な、心房細動基質に対するアブレーションも可能になるかもしれません。ペンタレイで極めて詳細な心房の電気情報を得ると、心房の中の電位の低いところ、つまり、変性して心房が傷んでいるところが分かるのです（図表30）。

心房細動のメカニズムのところで述べましたが、心房細動基質の原因は「変性」です。

［図表 29］ペンタレイによる3次元画像

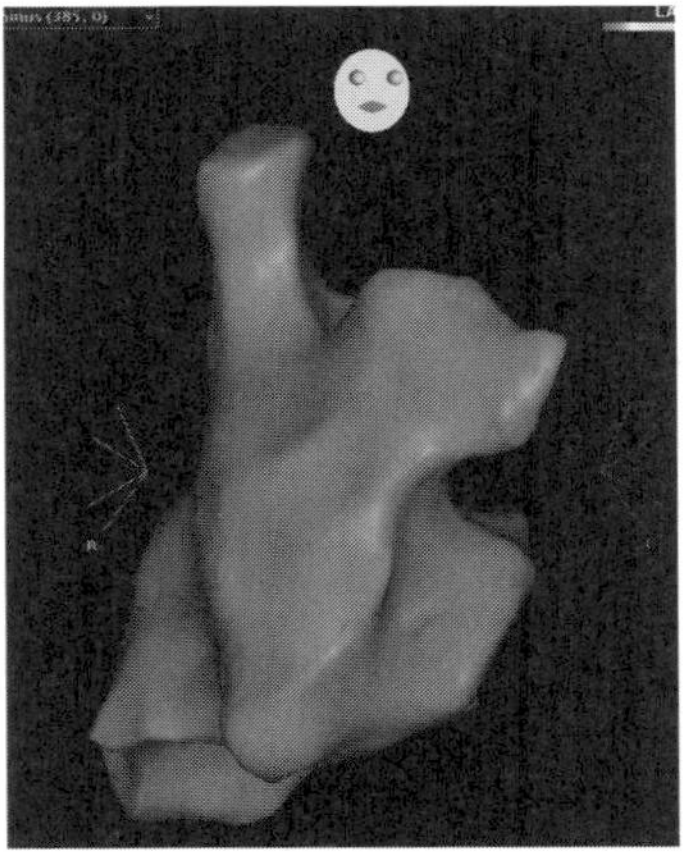

ペンタレイで描画した右心房の3次元画像

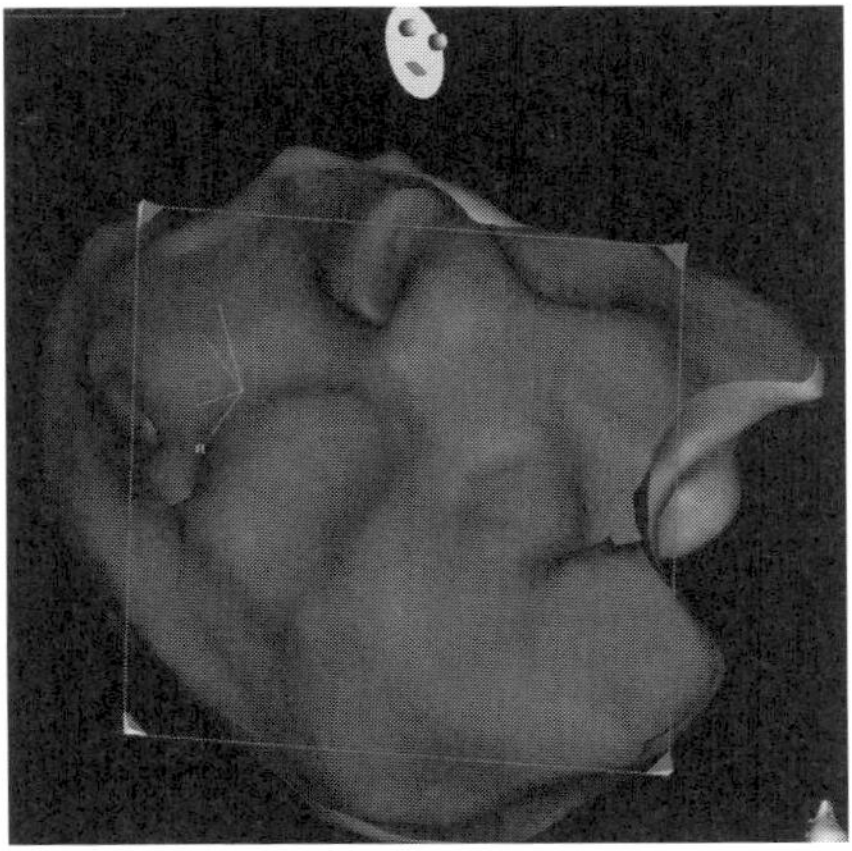

ペンタレイで描画した左肺静脈の3次元画像

[図表 30] 心房が傷んでいるところが分かる

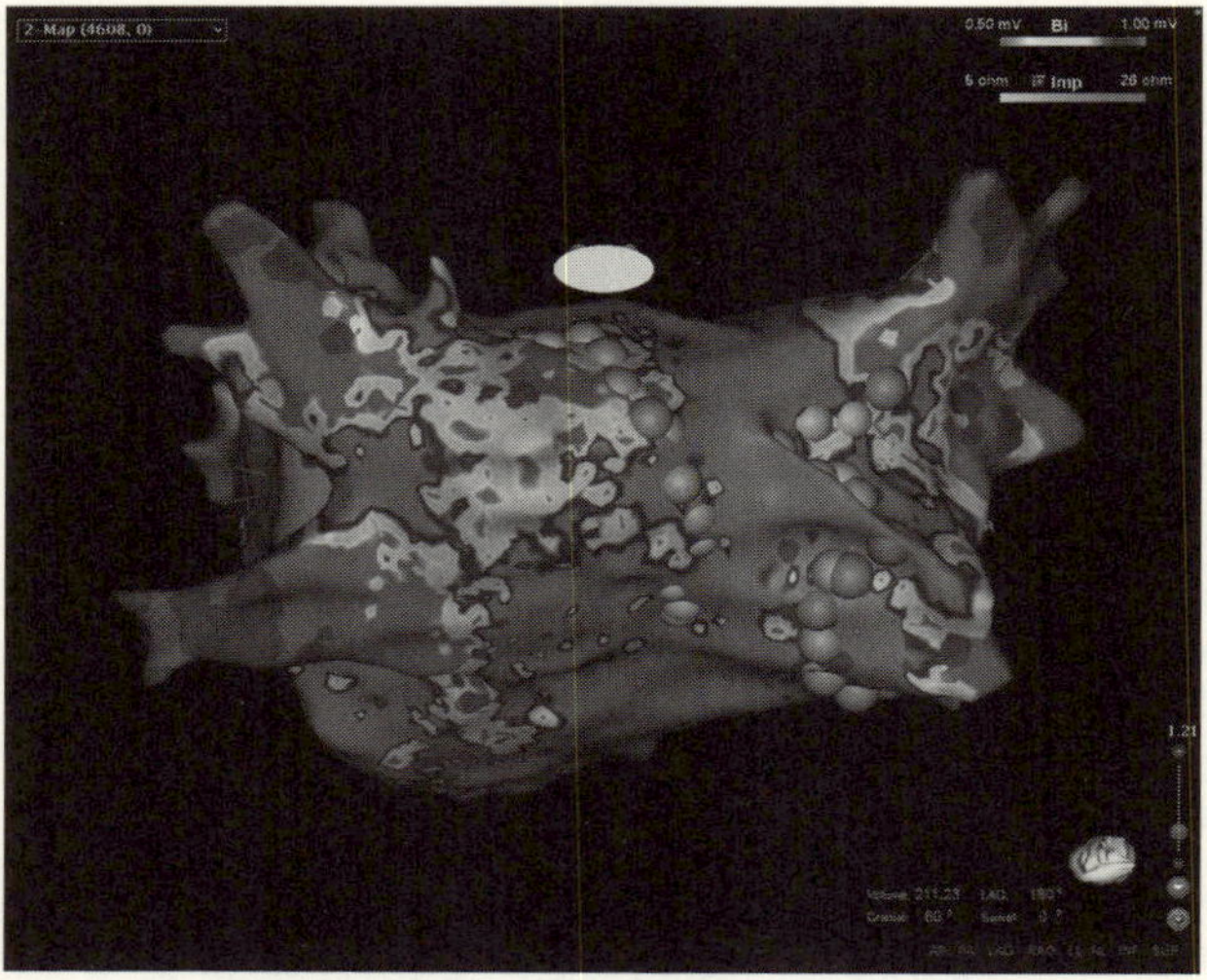

電位の低い変性した心房筋の部分を隔離治療すると、心房細動アブレーションの治療成績が向上する可能性があります。

この方法により、変性したところを明らかにし、そこを隔離、もしくは焼灼すると、持続期間の長い慢性心房細動でも治癒する可能性があります。

私は、1年以上前から、この方法を用いてアブレーションを行っていますが、10年以上の持続期間を有する心房細動でも、まだ1年未満の経過観察ですが、60%以上の患者さんが再発もせず、良好な経過をたどっています。もう少し経過を見て、良い結果ならば、論文として報告しようと思います。

56 ホールイリゲーションカテーテル

アブレーションカテーテルそのものは、高周波通電中に高温になるので、カテーテルの先端に血液が凝固する可能性があります。そのために安全対策として先端がある一定温度になれば、通電が自動的に停止するシステムがついています。

しかし、そのために焼灼が必要なところでカテーテル先端温度が上昇してしまい、高周波通電が停止し、十分に治療できないことがあったのです。そこで開発されたのがイリゲーションカテーテルです(図表31)。これはカテーテルの先端に複数の小さい孔があい

[図表 31] イリゲーションカテーテル

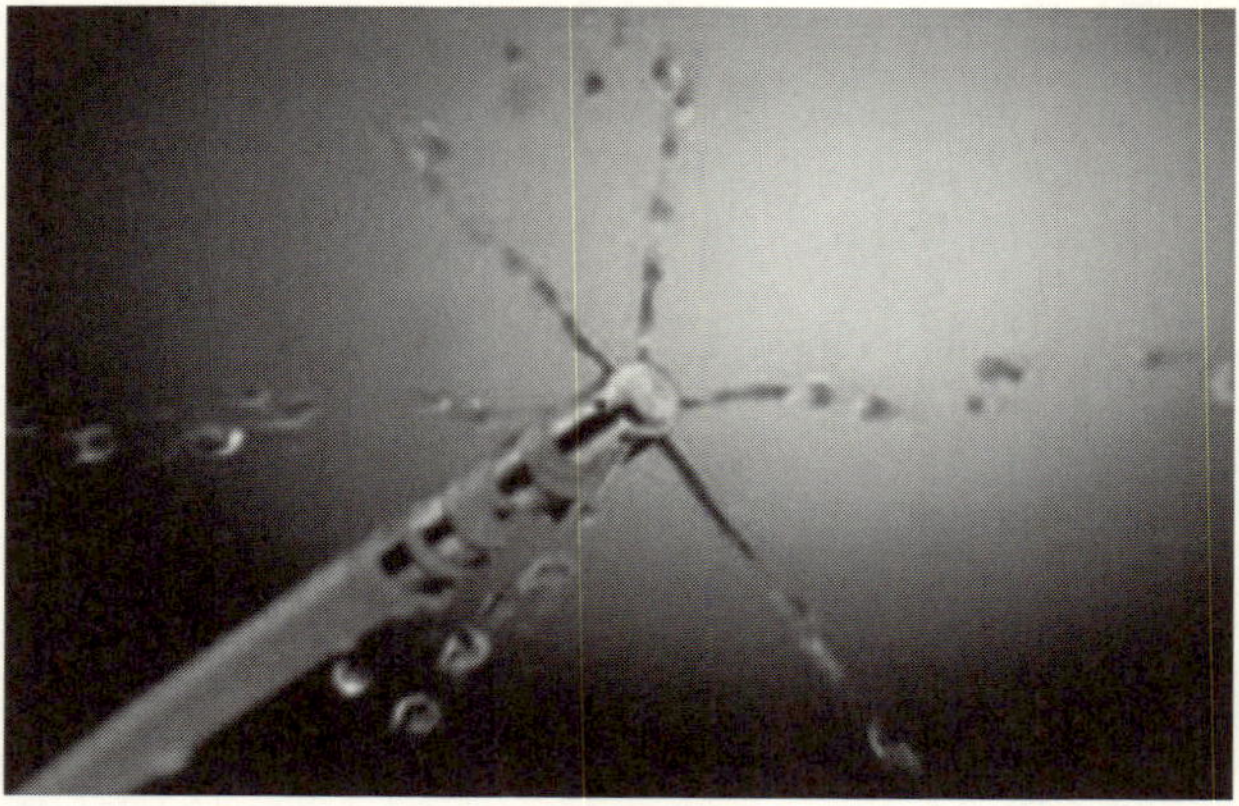

ており、そこから少量の生理食塩水を噴射し、カテーテル先端を冷却しながら通電するという機能を備えたカテーテルです。

最近では、先端の孔が**56個もあるイリゲーションカテーテル**が開発されました。効率よく水を噴射しながら通電できるため、カテーテル先端温度は上昇しません。血栓もほとんどできないので、合併症のリスクを減らせるというわけです。前述した、無症候性脳梗塞もこのカテーテルを使用することで、その発生率は極めて低くなり、安全性向上に寄与しています。

コンタクトフォースカテーテル

もう一つ、最近広く使われつつあるカテーテルに、コンタクトフォースカテーテルと呼ばれるものがあります。カテーテル先端がどの程度の力（フォース）で心筋に当たっているる（コンタクト）かが分かります（図表32）。このカテーテルの出現は、私にとってコペルニクス的転回というほど、アブレーション方法に劇的な変化をもたらしました。

カテーテルアブレーションの重大合併症の一つは前述した「心タンポナーデ」です。原因の多くは、カテーテルを強く押し当てすぎることか、心臓が焼けすぎることです。しかしながら、心タンポナーデを心配しすぎてコンタクトが弱いと心筋は十分に焼灼されず、アブレーション効果も低くなります。

このコンタクトフォースカテーテルを適切に使用することで、適度なコンタクトを維持しながら、また、焼けすぎも回避できます。このカテーテルの出現で、今まで手先の感覚頼りだったものが数値化でき、効果と安全性が飛躍的に向上しました。

［図表 32］コンタクトフォースアブレーションカテーテル

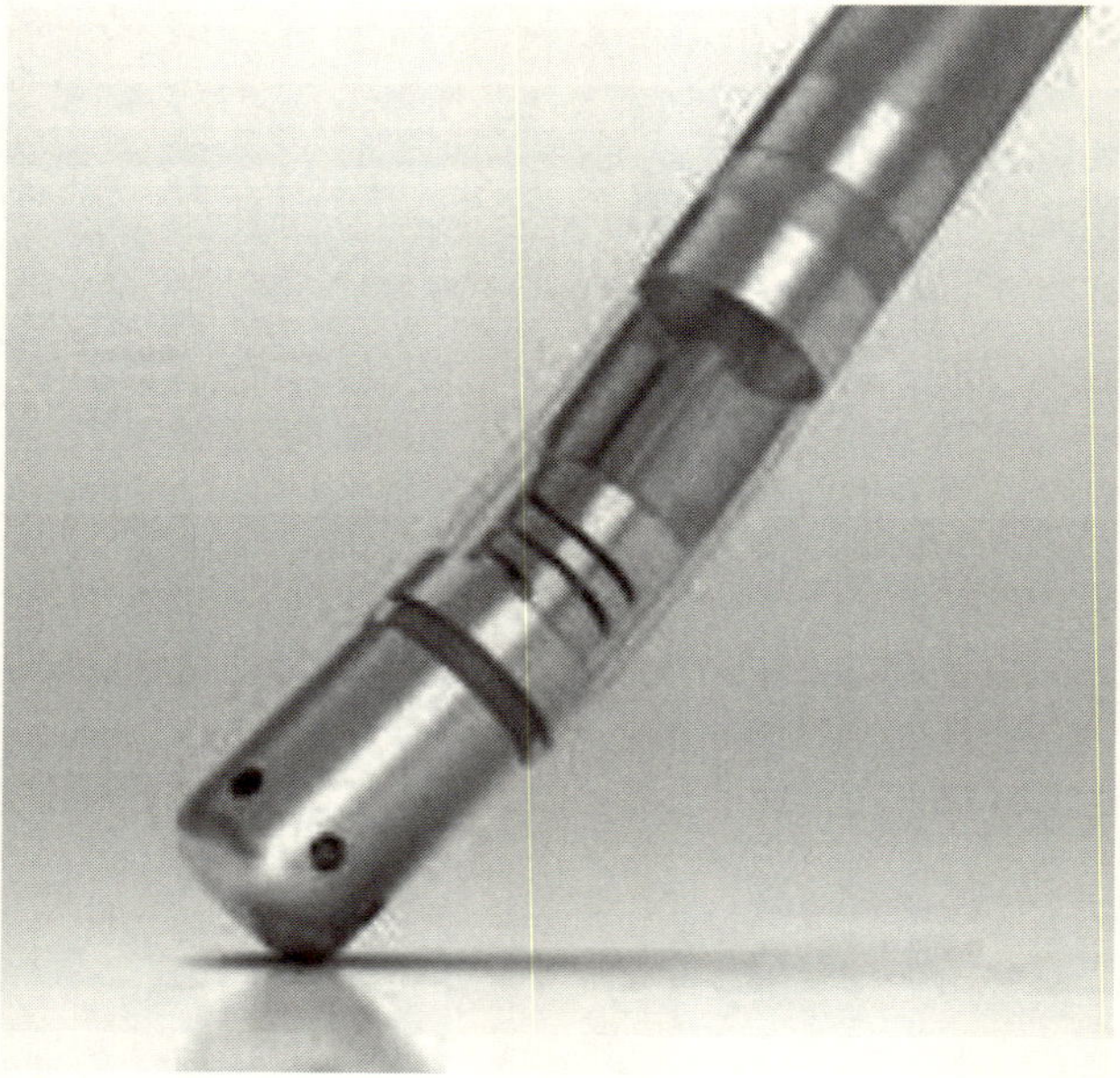

インピーダンスモニタリング

インピーダンスとは抵抗という意味です。皆さん中学の理科で勉強されたかと思いますが、電流と電圧と抵抗はある一定の決まった規則の中で動いています。アブレーションカテーテル先端から電流を流し、それが体を通って、外部の機械に到達する際に、カテーテル先端と機械の間の電流と電圧が分かると、その間の抵抗（インピーダンス）も分かります。

焼灼中にこのインピーダンスはリアルタイムで測定しています。高周波通電により、効率よく電気が流れ、心筋が十分焼灼されると、インピーダンスが低下します。つまり**インピーダンスの低下**は、**心筋が焼灼された程度**を表しているのです。

実際の焼灼中には、コンタクトフォースとインピーダンスの変化とアブレーションカテーテルの位置を観察しています。インピーダンスの低下の度合いが少ないならば、コンタクトを強めます。コンタクトを強めすぎると、カテーテル先端の位置がばたつき安定しなくなることがあります。その場合はコンタクトを弱め、流す高周波の電流を大きくします。このように、アブレーション中には複数の因子を同時に観察しながら、カテーテルを操作しています。

心腔内エコーと高周波心房中隔穿刺針

心房細動アブレーションの焼灼は左心房が主体です。そこにカテーテルを到達させるためには、左右心房の間を隔てる壁（心房中隔）に穴を開ける必要があります。以前はこれが、カテーテルアブレーションの最初の難関でした。

心房中隔には、卵円窩というたまご型をしたくぼみがあり、そこには数㎜の薄い膜が張っています。この薄い膜に針で穴を開けます。従来は、レントゲンを見ながら針の先端から造影剤を流し、慎重に、針を突き刺す場所を探していました。しかし、レントゲンでは立体的な構造が分かりません。誤って、心房の後壁を刺してしまい、心臓に穴を開けて、心タンポナーデを引き起こすこともあったのです。

最近は、この分野でも技術革新がありました。**心臓の中に入れる超音波エコーです（心腔内エコー）**。これで、観察すると心臓の中の様子がつぶさに分かり、針の先端がどこを刺しているのか一目瞭然です（図表33）。

［図表 33］心臓の中に入れる超音波エコー（心腔内エコー）

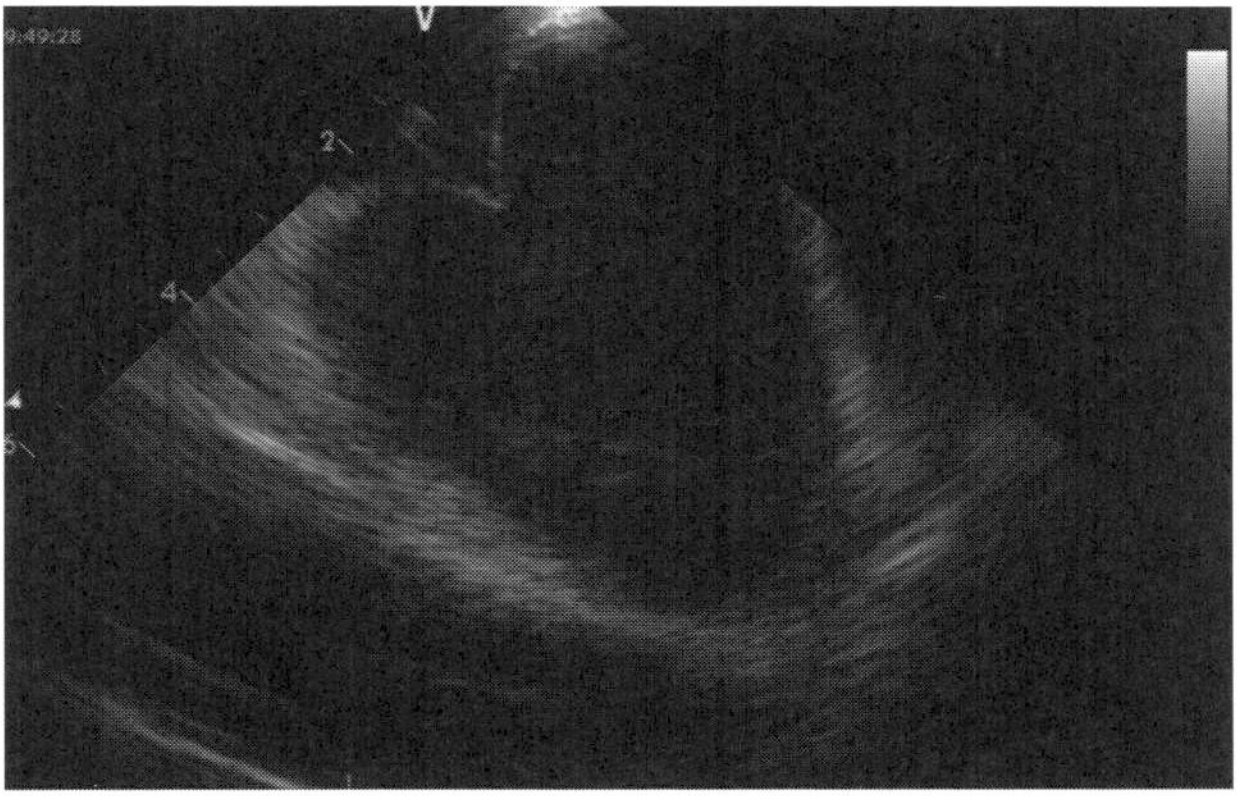

心腔内エコーを用い、高周波穿刺針を、卵円窩に当てているところ（左上のテンティング部位）を観察。

ちなみに、このエコーは使い捨てです。余談ですが、私が研修医の頃は、エコーの本体はたたみ数畳分もあり、エコーのプローベも巨大で、先端がブルブルと振動していたものです。それに非常に高価でした。それが、今や、エコープローベが心臓の中に入り、しかも使い捨てです。隔世の感を禁じえません。

また、針も金属から高周波穿刺針へと変化しました。金属針では、ある一定の圧で、薄い膜を押さなければなりません。しかし、人により、この膜はペラペラで弾力性に富み、いくら押しても、膜が伸びるだけで穴が開かないこともあるのです。それに比較し、高周波穿刺針は、針の先端を薄い膜に軽く押し当て、一瞬、電気を流すだけで、穴が開きます。しかも、先端は丸くなっているため、心房中隔穿刺後に針の先端が左心房の壁に仮に触れたとしても、そこに穴を開けたり、傷つけたりすることはありません。

心腔内電気ショックカテーテル

通常、電気ショックといえば、体外式電気ショックといって、胸壁から心臓をはさむように、大きな電流を流し、不整脈を止めます。繰り返すと、胸壁はやけどします。

この電気ショックが、日本の会社（日本ライフライン）の技術により、心臓の中にあるカテーテルで実施できるようになったのです。放電する電流が少なくて済むので、心臓へのダメージは軽微です。

このカテーテルは、**心房細動起源の場所を探索する際にとても役に立ちます**。起源を探すには、起こっている心房細動を一旦止めなければなりません。患者さんによっては、必要な電気ショックの回数が10回以上になります。そういう際も、このカテーテルを用いると、心臓への負担が少ないので、ほぼ制限なく何回でも電気ショックを実施できます。

全身麻酔　痛くないアブレーションを実施するために

アブレーション治療は施設によりやり方は様々です。例えば、麻酔ひとつとっても局所麻酔のみで行っている施設もあれば、全身麻酔まで行っている施設もあります。医師により、考え方は様々です。局所麻酔のメリットは「術中に患者さんの意識状態の変化や痛みをいち早くとらえ、合併症予防に役立てる」ということです。

しかし、心臓を焼灼すると、焼く場所によっては激しい痛みを自覚します。「アブレーション治療は痛い」――私たちが心房細動アブレーションを始めた頃に、よく患者さんから言われた苦情です。手術が終わって、最後に患者さんを覆っている手術カバーをはがすと、患者さんが全身汗でびっしょりということもありました。「寝ている間に手術は終わってほしい」とほとんどの患者さんに言われます。

私は、**アブレーション治療は全身麻酔で行ったほうがよい**と思っています。その理由は「患者さんは痛みを感じず、手術を楽に受けられる」、人工呼吸器により呼吸が安定し、「心臓の上下運動が少なく、カテーテルの固定が容易で、治療効果が高まり、合併症予防にもつながる」、「患者さんに『痛い、痛い』と言われず、術者のストレスがない」などです。

全身麻酔は麻酔科医がかけてくれるのか？　残念ながら、麻酔科医は多くの病院で不足し、外科治療の全身麻酔で大忙しです。麻酔科医がアブレーション手術についてくれる施設もあります。しかし、それは稀で、実際のところは、循環器医がアブレーション治療をしながら全身麻酔をかけています。

当初、麻酔に関して循環器医は素人でした。術中の麻酔は、気管内挿管（気管にチューブを入れる）、吸入麻酔、静脈麻酔など、専門医がしっかりと管理しなければならないものがたくさんあります。しかし、器具と薬物の発達により、専門医でない循環器医でも麻酔管理を安全に行うことが可能となりました。

麻酔をかけると呼吸が停止するので、肺に空気を送り込むために、気管内挿管をしなければなりません。気管に直接チューブを送り込むので、術後にのどの違和感が続くことがあります。しかし、今では、Ｉｇｅｌという非常に簡単で、気管に挿入しなくても、咽頭に置くだけで安定して空気を送り込むことのできるものがあります。また、麻酔薬も半減期がわずか数分で安全に使用できる「プロポフォール」という注射薬もあります。仮に静脈麻酔で血圧が下がりすぎても、中止すれば効果はすぐに消失します。これらの医学の発展により、麻酔科医がいなくても、循環器医のみで安全に麻酔が実施できるようになりました。

なお、静脈麻酔を注射するためには、それを体に入れるために点滴ルートが必要です。その点滴をする際には、どうしても体に針を刺さねばなりません。当たり前ですが、その際、痛みを自覚します。しかし、最近ではその痛みさえもとるようなものもあるのです。

キシロカインテープ（商品名：ペンレス）というもので、針を刺す部位に30分間貼っておくと、針を刺しても痛みを感じません。

患者さんが喜んでくれるものを考えることは、医療に携わる者としてはとても重要なことです。「アブレーションを全身麻酔」で、「針を刺すときに痛みを感じないように」と以前では考えられなかったようなことが現実のものとなっています。

全員への経食道心エコーは不要

「あの検査を手術前にやるなら、アブレーションは受けたくない」と多くの患者さんが訴える検査があります。それは、経食道心エコー検査です。心房細動患者さんには、左心房の左心耳というところに、血栓がついていることがあります（図表34）。そのような状態で、アブレーションを実施すると、カテーテルでその血栓を飛ばしてしまい、手術中に脳梗塞を合併する可能性が高い。故に、あらかじめそこに血栓があるかないか確認しておく必要があります。

左心耳というのは、心臓との間に何の障害物もない食道から観察すると、きれいに描出

[図表34] 経食道心エコー検査

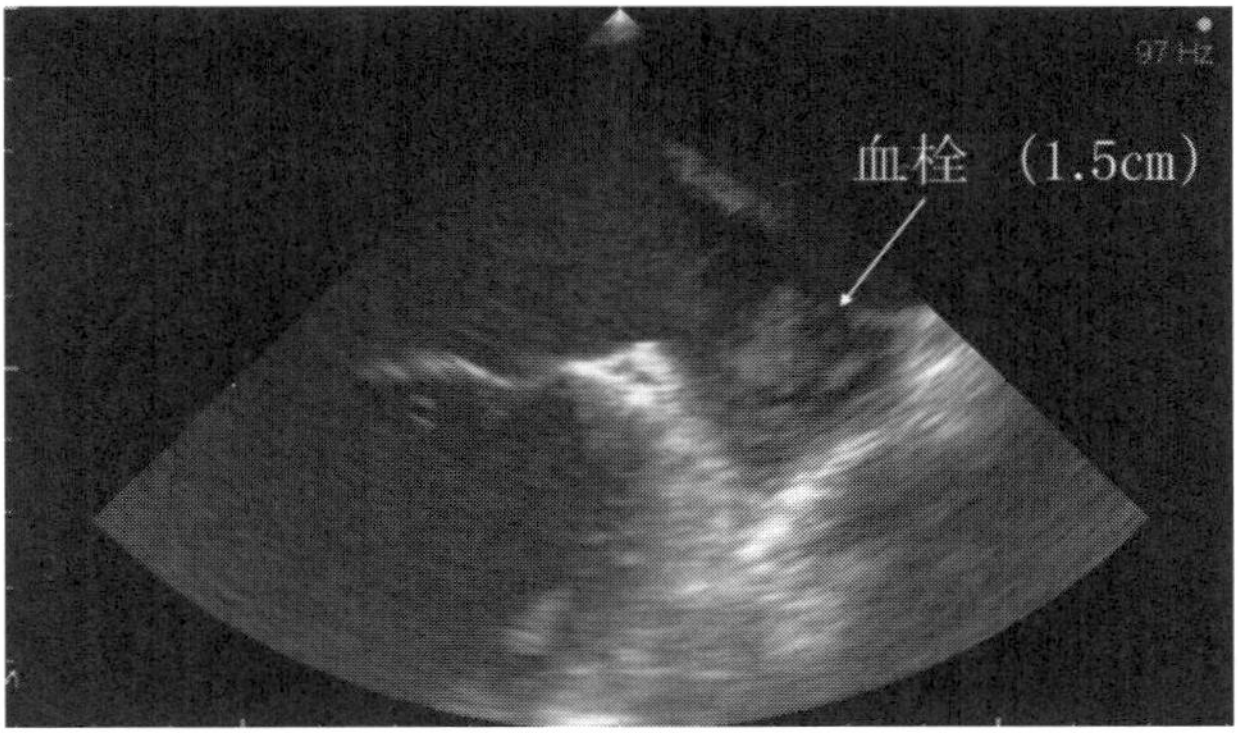

経食道心エコーで確認された、左心耳内血栓

できます。しかし、その経食道心エコーは、エコーの先端にカメラがついていないために、食道に挿入する際に、患者さんの「嚥下《えんげ》運動」の協力が必要です。つまり、人差し指の太さほどの管を飲み込んでもらわなければならないのです。これが苦痛なのです。数%の患者さんはどうしても飲み込めなくて、検査自体がキャンセルになることもあります。

そこで**「奥の手」**があるのです。それは〝**胸部造影CT**〟（図表35）です。造影剤を注射した後に、タイミングを見計らって胸部のCTを撮影します。造影剤がしっかりと左心耳に流入していれば、血栓はないと診断できます。反対に、左心耳に造影剤が流入せずに、欠損像があれば、血栓がついているか、もしくは左心耳への血液流入速度が遅いことが考えられます。経食道心エコー検査は、そのような患者さんに限定して実施すればよいのです。実際に、そのような所見が得られるのは、**全体の約1割**です。**その1割の4人に1人は、経食道心エコー検査で血栓が見つかります。**

造影ＣＴを実施しなければならないので、コスト、造影剤アレルギー、放射線被ばくの問題が生じます。しかし、そのぶん経食道心エコー検査の件数が全体として減少し、患者さんの嚥下の負担はなくなり、また造影ＣＴで得られた画像はそのまま、アブレーションに利用できるというメリットが生まれます。それらすべてを考慮すると、有望な検査の一つと思われます。

［図表 35］胸部造影 CT

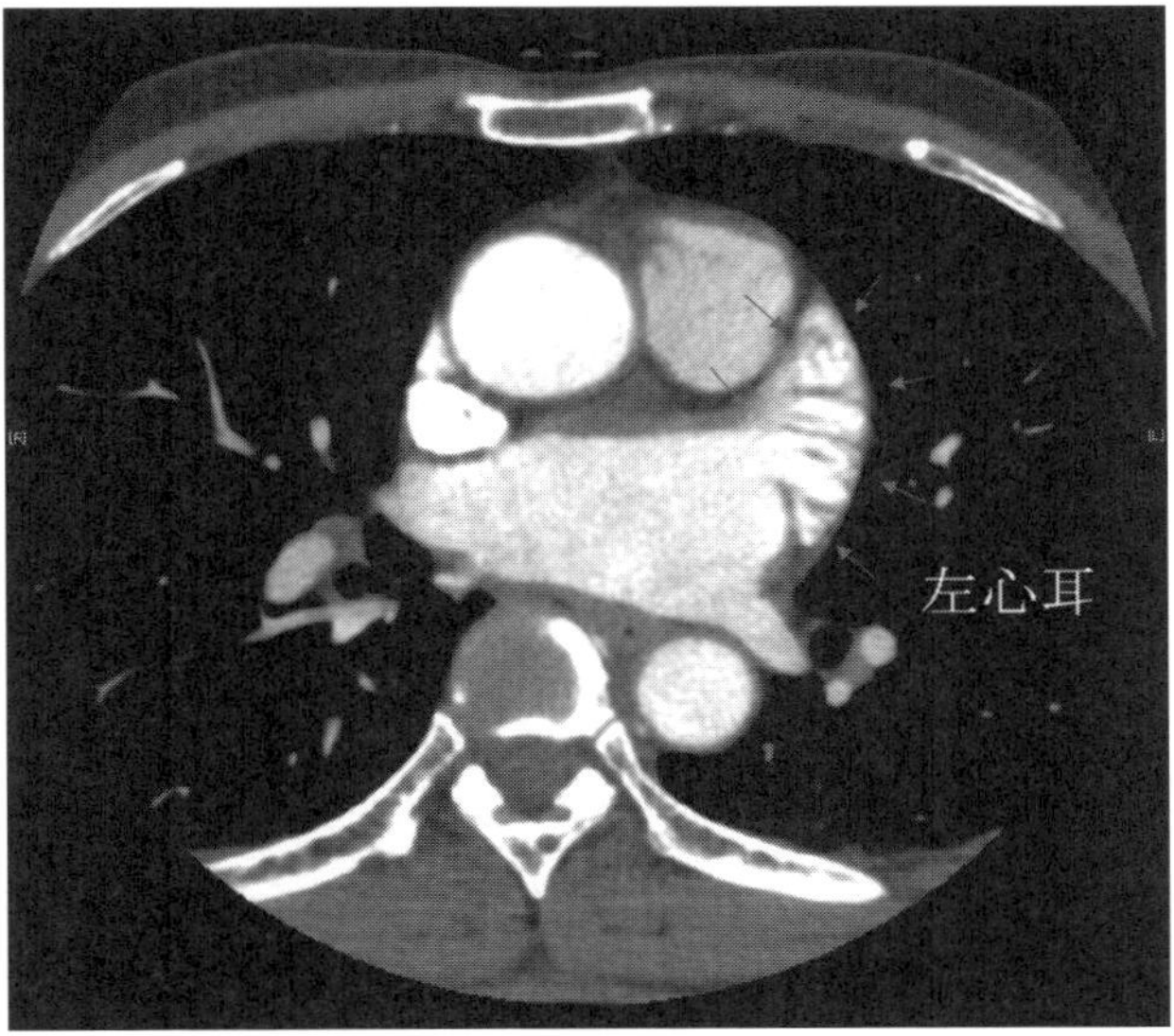

胸部造影 CT　左心耳の先端まで、造影剤が流入し、血栓はついていないと判断できます。

尿道バルーンも不要

女性にはあまり関係のない話です。男性は尿道が長いので、そこに管を挿入すると、たいていの方は痛みや強い違和感を自覚します。手術室に入ってくる時に、尿道バルーンが入っていると、痛みのせいか、腰を後ろに引いて前かがみになっています。

人は誰でもそうですが、昔から**一般的に普通にやられているものは、正しいと思いがち**です。アブレーション手術の際の、尿道バルーンもそうです。以前から、検査も含めて、カテーテル室に入る患者さん全員に尿道バルーンを入れていたのです。

尿道バルーンを入れる理由は、点滴量の管理です。どの程度の点滴が体に入り、尿として出たのか。点滴の量が多く、尿量が少ないと、肺うっ血といって、余分な水が肺にたまり、呼吸困難を起こす可能性があります。

しかし、アブレーションはたかだか2~3時間で終了します。点滴の量も多くありません。それほど厳重な点滴量の管理が必要なのでしょうか。100人の患者さんに、尿道バルーンを入れずにアブレーションを実施してみました。**尿量が分からず、点滴の量が調整できず、肺うっ血になった人は皆無**でした。

術後に止血が完了するまで安静で仰向けに寝ていなければなりません。その間は、尿意を催しても、排尿が困難な方がいます。**そういうときだけ、極めて細い管を膀胱まで挿入して、排尿を介助**します。その管は尿道よりも細いので、痛みは感じません。

現段階では、ほとんどの施設がアブレーション時には尿道バルーンを入れていると思いますが、近いうちに、**入れなくても問題ない**ということが浸透していくのではないかと願っています。

術後の安静中の問題　―腰痛対策―

アブレーション後は、6~8時間は仰向けになり、安静にする必要があります。カテーテルを挿入した鼠径部の止血が完了するのを待たねばなりません。

腰痛持ちの人は、この時間が大変苦痛です。腰痛には痛み止めの注射が有効ですが、その注射で吐き気を催す人が1割程度います。患者さんにそのことを説明し、注射を打つかどうか決めています。

最近の試みですが、アブレーション終了後、数時間でベッドをギャッジアップして（背もたれを上げて)、患者さんに、**45〜60度の角度で座ってもらっています**。寝たままで一定の状態を保つよりも、座ってもらうことで、腰にかかっていた圧が分散され痛みも軽減します。

坐位にすると出血するのではないか？　実は長い間、私もそのように思っていましたが、今のところ、術後に腰痛を訴える50例以上の患者さんに座ってもらいましたが、再出血した人はいません。

高周波以外の方法

不整脈を治すためには、不整脈の原因となっている心筋を壊死させなければなりません。その壊死させる方法が、近年までは高周波通電だけでした。しかし、最近は高周波通電以外の方法で、心筋を壊死させる方法が臨床導入されています。ここでは2つ紹介したいと思います。

クライオバルーンアブレーション

一つ目の心筋を壊死させる方法は、冷凍凝固です。クライオ（冷凍）バルーンアブレーションと呼ばれています。

クライオバルーン（風船）を肺静脈の入口に挿入し、液体窒素を注入してふくらませます。バルーンは急速に冷却され、マイナス50度程度になると、接している心筋は壊死してしまいます（図表36）。これにより肺静脈を隔離し、心房細動起源をなくします。肺静脈治療専門デバイスです。

バルーンの直径は28㎜で、4本ある肺静脈を1本ずつ隔離します。隔離にかかる時間は1本につき3分程度ですので、点状に少しずつ焼灼していくカテーテルアブレーションよりも短時間で隔離できます。

クライオバルーンアブレーションの長所は、手術時間が短いことと、術者により治療成績に差が出にくいことです。短所は、**肺静脈以外に存在する15％程度の心房細動起源が治療できないこと、ある一定頻度で横隔膜麻痺が発生してしまうこと**などです。

横隔膜麻痺は、右上肺静脈をクライオアブレーション中に、近くを走行する横隔膜神経を障害し、発症します。横隔膜の動きが麻痺もしくは低下し、呼吸がしにくくなるので息切れを自覚します。発生頻度は5~10%程度です。しかし、多くは一過性です。

［図表 36］クライオバルーンアブレーション

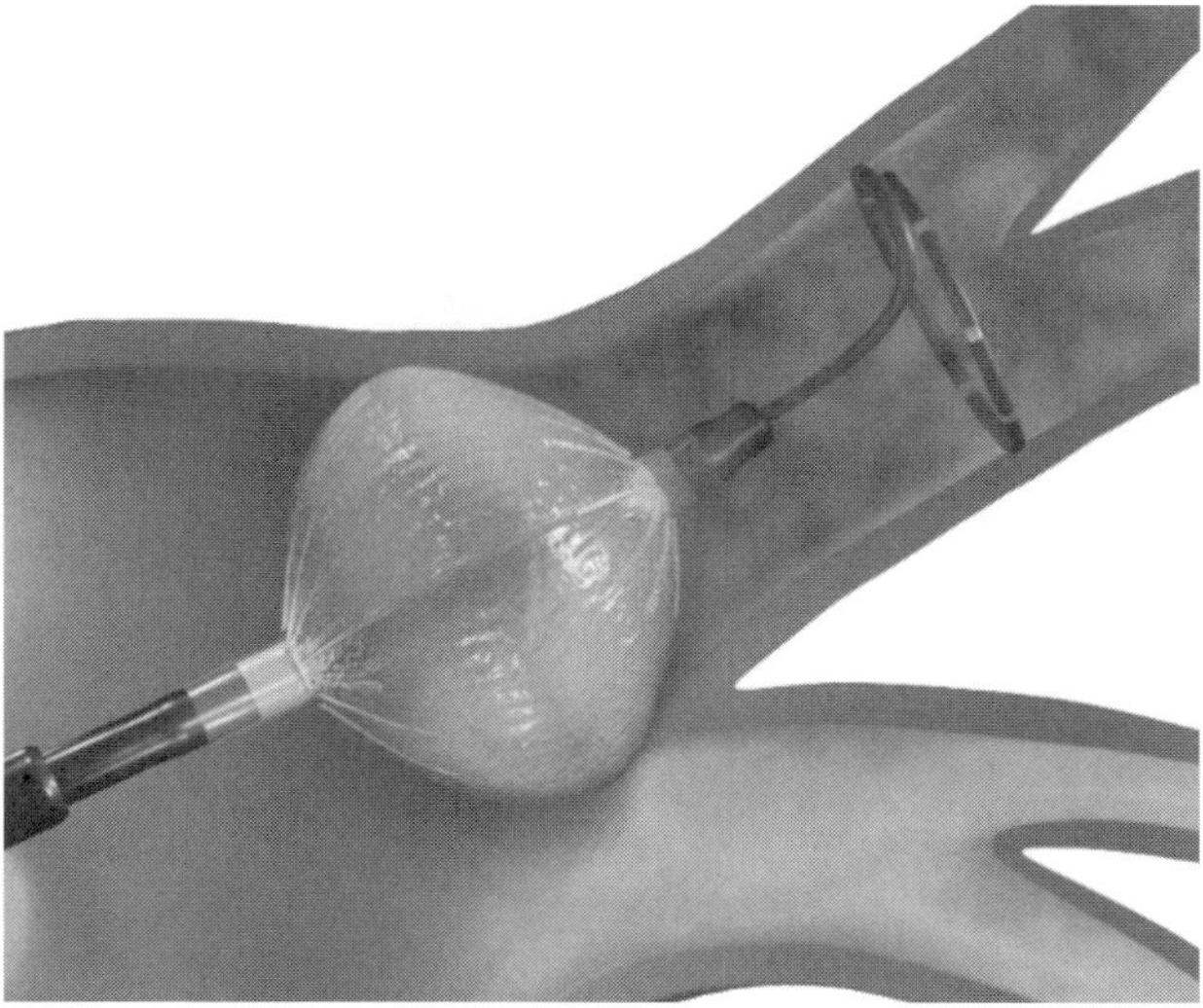

高周波アブレーション VS クライオバルーンアブレーション

クライオバルーンアブレーションと高周波カテーテルアブレーションの、心房細動の治療成績を比較する無作為試験が、ヨーロッパで行われました。非常に質の高い、しっかりとした試験です。

結果は両者とも治療成績は同じでした。発作性心房細動患者にアブレーションを実施し、**1年後に洞調律を維持できた人は、どちらの方法を用いても65％です。**

「65％とは低い成功率」だと思われるかもしれません。

これは、どちらの治療方法を用いようが、肺静脈隔離しか行っていないからだと思われます。よってこの試験は、2つの治療方法の「心房細動の治療効果」を比較するのではなく、**「肺静脈隔離ができたかどうか」を比較する試験**と言えます。

心房細動の85％は肺静脈から起こりますが、15％は肺静脈以外のところから発生します。後者の患者さんは、そこを治療（各個撃破）しないと、心房細動は治りません。これは、**高周波カテーテルアブレーションを使用しないとできません。**

この各個撃破の治療を行うには、相応の技術が必要です。故に、技量の高い術者が施行するならば、高周波カテーテルアブレーションを使用したほうが、心房細動の治癒率は高いと思います。

それと、患者さんには関係のないことかもしれませんが、クライオバルーンアブレーションばかりしている施設では、カテーテル操作に優れた後継者が育ちません。高周波カテーテルを用いて、肺静脈隔離を行う経験を十分に積んでいないような医師が、肺静脈以外の心房細動起源を治療できるとは思えません。

ホットバルーンアブレーション

もう一つは、2016年に公的保険適用の承認がおりたばかりの、ホットバルーンアブレーションと呼ばれる治療法です。日本で開発され、私も治験に参加しました。

基本的な原理はクライオバルーンアブレーションと同様で、肺静脈隔離にはバルーンを使います。クライオはバルーンに液体窒素を入れますが、ホットバルーンには造影剤と生理食塩水を入れて、それを温めて使用します。バルーンの温度は約80℃に上昇し、接触した心筋が温熱壊死します。

また、クライオバルーンは大きさが一定ですが、ホットバルーンは入れる液体の量により、大きさを自由に変えることができます。肺静脈の直径や形は、個人により様々のため、肺静脈ごとにホットバルーンの大きさを調整します。

日本で行われた治験では、発作性心房細動患者さんに対してホットバルーンアブレーションを行うと、**250日後で60％の患者さんが洞調律を維持**できています。

主な合併症は肺静脈狭窄です。5％の患者さんに発症しています。

バルーンの大きさを自由に変化させることができる特徴を有しているので、肺静脈隔離以外に、左心房の後壁も治療できる可能性があります。左心房の後壁は、心房細動起源が多く存在する場所です。将来性のある、治療機器と言えるでしょう。

MAZE手術

カテーテルアブレーションが登場する前は、開胸で心臓にメスを入れる外科的手術が、唯一の心房細動根治療法でした。その術式をメイズ法といいます。迷路を意味する英語「ｍａｚｅ」から名づけられています。その名の通り、心臓に迷路をつくる手術です。

心房細動が持続するためには、電気的興奮が旋回するために、ある程度の広さの心房が必要です。その広さが小さくなれば、電気的興奮が旋回し始めても、すぐに興奮が停止してしまいます。

そこでメイズ法では、この興奮領域を小さくするために、心房を切り刻み、再び縫い合わせています。電気的興奮は、縫い合わせた部分を通過できないので、心房細動が発生しても、他の領域に伝導されずに、すぐに停止するというわけです。

しかしこの方法は患者さんへの負担が大きいので、心房細動の治療のためだけでメイズ法を選択することは、現在では、まずありえません。**他の心臓疾患の治療で開胸手術を行う際、心房細動もあればメイズ法も一緒に行う**というのが一般的です。例えば、心臓弁膜症があり、かつ心房細動もあるといったケースで、弁膜症の治療のために開胸手術を行う際、メイズ法も行えば、心房細動も同時に治る可能性があります。

左心耳摘出術

心房細動による血栓の多くは左心耳というところにできます（図表34）。脳梗塞を予防するために、この**血栓の巣窟である左心耳を切除してしまう治療方法**があります。

東京都立多摩総合医療センターの大塚俊哉先生がこの治療の大家です。左心耳切除術の適応は次の（1）～（3）を満たすような患者さんです。

（1）心房細動が根治不能
（2）心房細動による脳梗塞を繰り返す
（3）何らかの原因で抗凝固薬が内服できない

何らかの原因とは、抗凝固薬を内服することにより出血を繰り返すことなどです。

生来、備わっている左心耳を切除しても、問題はないのか。左心耳は収縮することで、左心室に血液を送り込む機能を持っています。しかし、実際のところ、切除しても臨床的に特に問題は生じません。

切除術は胸腔鏡下で行われ、胸部に小さな傷が3カ所つきますが、低侵襲で負担が少ない手術です。手術は1～2時間程度で終了します。

心房細動では、左心耳以外の心房にも血栓ができる可能性はあります。そのため、左心耳を切除しても、１００％血栓ができなくなるわけではありません。しかし、そのリスクは大きく低減できます。前記（１）～（３）のすべてを持ち合わせる方は、考慮すべき治療方法といえます。

［第4章］

再発リスクを徹底排除。術後の生活改善で発作ゼロの毎日を手に入れる

心房細動にならないための、特別な生活習慣というものは存在しません。健康的な生活習慣を保つことが、心房細動にならない、もしくは治療後に再発しないために、最も大切です。では何が健康的な生活習慣なのか、カギとなるのは食事と運動です。

心房細動を起こさない、再発させないための食習慣

食事療法

食事に関連することで、心房細動の発症に直接関わってくるのは「**飲酒**」、間接的に関与するのは「**塩分摂取**」「**魚油の摂取**」です。

飲酒

飲酒のことは、心房細動の原因のところで触れました。**多量飲酒家は、心房細動の発症リスクが高くなります**。多量飲酒家とは、アルコールを3単位/日以上飲む人のことです。アルコール1単位とは、純アルコールで20g。これは、ビールならば中びん1本（500㎖）、日本酒は1合（180㎖）、焼酎0・6合（110㎖）、ウイスキーはダブル1杯（60㎖）に相当します。その3倍以上を飲む方が、多量飲酒家です。

「心房細動になりたくないなら、酒は飲むな」というのは、やぶ医者の常套句です。しかし、「お酒は文化」です。少なくとも、私自身はそう思っています。いや、私だけでなく、

私の外来に来られる多くの患者さんが、同じように信じています。

いろいろ調べてみると、**アルコール1単位なら、たとえ毎日飲んでも、心房細動のリスクは上がりません。**

心房細動アブレーションを受けた多量飲酒家には、「アブレーション後、試しに最低1カ月間は禁酒してみてください」と言っています。そうすると、ほとんどの人は、何の問題もなく禁酒できています。そのとき、皆さんが言われるのは、「晩酌はただ単に習慣になっていただけで、アルコールがなくても、夕食も満足できるし、夜も眠れる」ということです。

少し話はそれますが、飲酒は脳に悪影響を与えます。晩酌により、毎晩、脳が酩酊した状態が続くと、大脳が萎縮し、認知症のリスクが上がります。飲酒は週末だけ、もしくは何かの祝い事があるときだけ、とメリハリをつけたほうが、お酒との良好な関係を保つことができると思います。

減塩

心房細動患者さんの実に6割は高血圧を合併しています。心房細動の三大原因は「加齢」「高血圧、心臓病」「飲酒」であると話しました。高血圧は心臓病の基礎疾患として最も多いものです。また、高血圧は特に心臓病を介さずとも、直接、心臓にストレスをかけ、心房細動を発症させます。したがって、血圧をコントロールすることは、心房細動の発症リスクを減らす上で極めて重要ですし、アブレーション治療後の再発予防にもつながります。

高血圧と言われたら、まずは何をさしおいても「減塩」です。

日本人の約半数は食塩感受性です。食塩感受性とは、取った塩分を尿に排出せずに、体の中にため込む性質です。この性質を持った人は、血液中の高くなった塩分濃度を下げるために、飲水量は増えますが、体の中の水分量を維持するために、尿量は減少します。体の総水分量は増加するのですが、それを収納する血管の容積は変わらないので、血圧が上昇するのです。

では、減塩食の作り方はどうするのか。今ではインターネット上に、減塩食のレシピはたくさん紹介されています。その中でも、「クックパッド」と「みんなの今日の料理」には多くの減塩食が掲載されています。「クックパッド」は一般の人からの投稿で、一品あたりの食塩量は掲載されていませんが、「みんなの今日の料理」はしっかりと塩分量も記載されています。参考にされると良いと思います。

日本人の平均食塩摂取量は約10g／日で、世界の中でもかなり多いほうです。摂取塩分の9割は、しょうゆや味噌などの加工食品からとされており、日本の伝統的な食生活が高血圧を引き起こしやすいといわれています。

今まで、食塩と高血圧の関係を示す研究はたくさん行われてきました。それらの結果を総合すると、少なくとも食塩摂取量を6・5g／日まで下げないと、有意な降圧は達成できていません。このことを参考に、日本高血圧学会では、食塩摂取量の目安を高血圧治療中の人は6g／日未満、そうでない人でも7・5g／日未満と定めています。

しかし、私の経験では、厳格に6g／日未満を守っていない人でも、それまでの生活に比べ、食塩摂取量を減らすだけでも、血圧は下がっています。少しだけでの減塩でも、無駄ではありません。

血圧が高い人は野菜をしっかりと

野菜にはカリウムが多く含まれています。野菜を取って血液中のカリウム濃度が上昇すると、体は細胞の中にカリウムを取り込みます。その際、カリウムの交換として細胞内のナトリウムが血液中に放出されるのです。血液中のナトリウムが増えると、腎臓でのナトリウムの再吸収が抑制されて、尿中へのナトリウムの放出とともに利尿がつき血圧が下がるのです。特に**食塩感受性高血圧の人ほどこの野菜の降圧効果は明らか**です。

カリウムが多く含まれる野菜にはトマト、カリフラワー、キャベツなどがあります。今はスーパーやコンビニでも手軽にカット野菜が手に入るようになりましたので、時間がない働き盛り世代でも取り入れやすいと思います。

ただし、腎臓が悪い患者さんやワルファリン内服中の患者さんは、野菜の摂取を制限する必要がありますので担当医に相談してください。

食事の最初に野菜を完食する　―ベジ・ファーストの有用性―

食事の最初に野菜を食べると、同じ量の炭水化物を摂取しても、その後の血糖値の上昇速度がゆるやかになります。

血糖値が上昇すると、膵臓からインスリンが分泌されます。インスリンによって血糖は細胞に取り込まれ、細胞が活動するエネルギーとして使用されます。余分な血糖は、糖原（グリコーゲン）として肝臓や骨格筋に貯蔵されますが、さらに余分な血糖は、体脂肪として体の各所に蓄えられます。この程度が過ぎた状態が「肥満」です。

食事の内容、もしくは食べ方により、食後に血糖が急上昇することがあります。その血糖が、体が必要としているエネルギー以上のもので、なおかつ、肝臓や骨格筋に十分な量の糖原が蓄えられていれば、それは余分なものとして脂肪に変換されます。つまりは、**「血糖の急上昇は肥満を招来する」**ということです。

野菜を最初に完食すると、その後の炭水化物による、急激な血糖上昇を抑制してくれます。数々の研究によりそれは証明され、糖尿病専門医も、糖尿病の食事療法として、この食べ方を推奨しています。

肥満は、直接的にも、間接的にも心房細動の原因となります。この食事療法は食べる順番を変えるだけですので、簡単に導入できるでしょう。

脂の乗った青魚を食べると血圧が下がる

脂の乗った青魚は、古来日本人が好む食べ物です。この脂の正体は、ドコサヘキサエン酸、エイコサペンタエン酸という、不飽和脂肪酸と呼ばれるものです。**手術後に、この脂肪酸を取ると、心房細動の発症を抑制する**というデータがあります。また、これを食べると**血圧が下がる可能性**もあります。

これまで、不飽和脂肪酸と血圧の関係を調べる研究はたくさん実施されてきました。その多くは、不飽和脂肪酸は血圧を下げると結論していますが、中には関係がないとするものもあります。ですから、実のところ、「青魚を食べると血圧が下がる」ことは多くの人に支持されていますが、一部の人は不賛成だということです。

しかし、**青魚は抗血栓作用（血栓ができにくくする）**、**血中脂質（コレステロール、中性脂肪）低下作用**を有しています。これは間違いありません。

炭水化物、たんぱく質、脂肪は三大栄養素です。脂肪は人が活動する上で必要なエネルギーとなり、また、細胞の骨格をなしています。つまり、脂肪は必ず摂取しなければならないのです。

また、脂肪の一つである不飽和脂肪酸は、ヒトが自分でつくることができないので、食物により外から摂取しなければなりません（必須脂肪酸）。

飽和脂肪酸（バター、ラードなど）と不飽和脂肪酸は両者とも体に必要なものなので、バランスよく取らなければなりません。しかし、西洋化した現代日本人の食事を考慮すると、摂取の頻度が少ない不飽和脂肪酸、つまり青魚は積極的に食べたほうがよいと思われます。

運動療法　―ただしやり過ぎは禁物―

食生活の見直しとともに、心房細動予防の大きなカギとなるのが運動です。運動には有酸素運動と無酸素運動の大きく2種類があり、**心房細動の予防には有酸素運動を日々継続して行うことが効果的**とされています。

有酸素運動とは、酸素を使い、糖質、脂質を燃やして、エネルギーにする運動のことです。無酸素運動とは、酸素を使わず、グリコーゲンを燃やして、エネルギーにする運動のことです。

有酸素運動は、ウォーキングやジョギング、水泳のことで、血糖、中性脂肪の低下、内臓脂肪の減少が期待できます。

これに対し無酸素運動とは、短距離走や重量挙げなど、短時間で強い負荷がかかる運動のことです。

有酸素運動でも、強度が上がっていくと結果的に無酸素運動になってしまうことがあります。有酸素運動をしている間は、呼吸で取り入れた酸素がエネルギーをつくる材料となります。しかし強度が高くなると、その酸素だけではエネルギーの産生が追いつかなくなるため、筋肉のグリコーゲンを使用した解糖系という別のシステムからエネルギーをつくり、調達しなければならなくなります。このとき、筋肉から疲労物質もつくられ、それが心臓に負担をかけてしまうのです。

1万6000人の健康な成人を調べ、各人の運動量を1週間に0回、1回、1～2回、3～4回、5～7回に分けて、その後の心房細動発症との関係を調べた研究があります。それによると、50歳以下の人に限定すれば、週に5～7回運動する人は、週に0回の人に比べ、1・7倍の多さで心房細動を発症したのです。

またアスリートと非アスリートの心房細動発症率を比較した6試験のメタ解析によると、アスリートは非アスリートに比べて、5・29倍も心房細動になりやすいと報告されました。運動に関しては**「過ぎたるは及ばざるが如し」**であり、ほどほどが望ましいと思われます。

嫌気性代謝閾値とは

それでは、どの程度が〝ほどほど〟な運動なのでしょうか。一つの目安に「嫌気性代謝閾値《いきち》」があります。これは、これ以上きつくなったら無酸素運動になってしまう境目を指します。〝ぎりぎりのライン〟ということです。

嫌気性代謝閾値は、医療機関で運動負荷試験を行い、心拍数や酸素摂取量、呼気ガスデータから算出できます。しかし、この測定は、実際のところ手間がかかります。

嫌気性代謝閾値の簡単な目安は、**「少し汗をかき、息があがらず、会話をしながらできる程度」**の運動です。全く汗をかかない運動では、健康改善効果は得られにくいのですが、汗を大量にかきながら行っても、効率の良い有酸素運動になりません。ウォーキングでもジョギングでも、周囲の景色を楽しむ余裕があるくらいのスピードで20～30分というのが一例になるかと思います。そして、できるだけ毎日続けることが望ましいといえます。

適切な食事療法、運動療法は心房細動の再発を抑制

心房細動アブレーション後に生活習慣を改めると、心房細動の再発率は低下すると報告されています。その研究では、心房細動アブレーションを受けた患者さんを2つのグループに分け、一方のグループの患者さんには、アブレーション後、前述のような食事制限、運動、節酒、禁煙を実施し、生活習慣を改めてもらいます。他のグループには、生活習慣は好きにしてもらいます。

アブレーションを受けた後の心房細動再発率は、生活習慣を改めたグループは16％でしたが、生活習慣をそのままにしたグループは42％でした。

この差は劇的です。アブレーション治療の内容には、2つのグループで違いはありません。生活習慣を改めたグループでも、アブレーション直後は、生活習慣をそのままにしたグループと同じ程度の心房細動起源が残存していたはずです。

この結果は、生活習慣を改めると、残存している心房細動起源の活動性が低下し、心房細動を起こさなくなる可能性があることを示唆しています。心房細動の発症と生活習慣は、密接な関係があるということです。

事実、私の外来を受診されている、若い男性患者の心房細動発作の多くは、飲酒とほぼ、正の相関関係があります。外来を受診されるたびに、飲酒の機会が増えると発作が増加すると吐露されています。

カテーテルアブレーションを受けて、仮に心房細動起源をすべて焼灼したとしても、再発のリスクがまったくゼロになるわけではありません。治療時には正常だった心筋から、時間の経過とともに新たな心房細動起源が生じる可能性があるのです。その引き金となるのは前述した、「加齢」「高血圧、心臓病」「飲酒」です。加齢は致し方ないとして、「高血圧、心臓病」は生活習慣を改善することにより予防可能です。飲酒は、生活習慣そのものです。

生活習慣の改善は、カテーテルアブレーションや薬物療法より、もっと大切なことなのです。

おわりに

心房細動は、超高齢社会にともない患者数が急増しているにもかかわらず、その治療法は今でも、「薬を飲み続けてうまくコントロールしていく」ことに主眼が置かれ、「根本的に治す」治療へ踏み込み切れていない医療者が多いことに、もどかしさを感じていました。医療側が手をこまねいている状態ですから、患者さんに根本的な治療の重要性が伝わるはずはありません。心房細動についてより理解を深めていただき、治療をより前向きに考えていただけるよう、本書ではできるだけ平易な言葉で、病気や治療の説明をこころがけたつもりです。

心房細動を治療する手段としては、薬物療法と非薬物療法があります。今までは、あまりにも薬物療法に主眼が置かれてきました。もちろん、薬物療法を否定しているのではありません。最終的にめざすべきは、心房細動の患者さんが日々をできるだけ快適に、重篤な疾患のリスクにおびえることなく、その人らしい生き方で長く生きられることだと思っています。そのための「選択肢」は、多いにこしたことはありません。カテーテルアブレーションの治療技術が、近年目覚ましく発展したことを認識する医師として、この治療方法を詳しく知っていただきたい、また、その「選択肢」の一つとして考慮していただきたいという一心で本書を記しました。「カテーテル治療は何だかよく分からない、こわい」という漠然とした疑問や不安が、本書で少しでも払拭されればこの上ない喜びです。

心臓の状態は患者さん一人ひとり違い、心房細動の症状も多岐にわたります。決してマニュアル通りに治療が行えるわけではなく、ときには予期せぬ事態に直面することもありますが、どのような状況下でも常に冷静に、患者さんにとって最も良い結果が得られるよう努力を重ねて現在に至っています。

本編にも書きましたが、長期間心房細動をわずらっていても、アブレーション治療を行い、洞調律が維持されている方はたくさんいらっしゃいますし、89歳という高齢の方でも、アブレーション後、元気になられています。病歴が長いから、もう歳だから、合併症が心配だから、と諦めずにまずは相談していただきたい。そこからより良い人生への新たな一歩が踏み出せる可能性は十分にあるのです。

最後までお読みくださり、ありがとうございました。

2016年7月吉日

医学博士　桑原　大志

桑原 大志（くわはら たいし）
医学博士。1984年愛媛大学医学部入学。1991年愛媛大学医学部第2内科入局、1992年愛媛県立中央病院勤務、愛媛大学医学部附属病院、愛媛県立新居浜病院、国立循環器病研究センター研修、2004年横須賀共済病院循環器センター勤務。不整脈治療を専門とし、カテーテルアブレーション治療では、世界トップクラスの実績を持つ。2016年7月末現在の治療実績は3000件以上。
2016年9月東京ハートリズムクリニック開設、院長就任。

本書についての
ご意見・ご感想はコチラ

発作ゼロ・再発ゼロをめざす
「心房細動」治療

二〇一六年八月二五日 第一刷発行
二〇二〇年四月 八日 第五刷発行

著 者 桑原大志
発行人 久保田貴幸
発行元 株式会社 幻冬舎メディアコンサルティング
〒一五一-〇〇五一 東京都渋谷区千駄ヶ谷四-九-七
電話〇三-五四一一-六四四〇（編集）
発売元 株式会社 幻冬舎
〒一五一-〇〇五一 東京都渋谷区千駄ヶ谷四-九-七
電話〇三-五四一一-六二二二（営業）
装 丁 幻冬舎メディアコンサルティング デザイン室
印刷・製本 シナノ書籍印刷株式会社

検印廃止

Printed in Japan ISBN978-4-344-99419-5 C0047
幻冬舎メディアコンサルティングHP http://www.gentosha-mc.com/